Rehabilitation Medicine
Quick Reference

Ralph M. Buschbacher
SERIES EDITOR

CANCER

肿瘤

康复医学速查丛书

主编 ［美］Ki Y.Shin
译者 周谋望 刘 楠 邢华医

山东科学技术出版社

图书在版编目（CIP）数据

肿瘤/（美）凯 Y. 尚恩（Ki Y. Shin）主编；周谋望，
刘楠，邢华医译 . —济南：山东科学技术出版社，2017.8
ISBN 978-7-5331-8937-2

Ⅰ . ①肿… Ⅱ . ①凯… ②周… ③刘… ④邢… Ⅲ . ①
肿瘤–防治 Ⅳ . ① R73

中国版本图书馆 CIP 数据核字（2017）第 141324 号

版权登记号：图字 15-2014-89

肿　瘤

主编　　〔美〕Ki Y. Shin
译者　　周谋望　刘　楠　邢华医

主管单位：山东出版传媒股份有限公司
出　版　者：山东科学技术出版社
　　　　　　地址：济南市玉函路 16 号
　　　　　　邮编：250002　电话：（0531）82098088
　　　　　　网址：www.lkj.com.cn
　　　　　　电子邮件：sdkj@sdpress.com.cn
发　行　者：山东科学技术出版社
　　　　　　地址：济南市玉函路 16 号
　　　　　　邮编：250002　电话：（0531）82098071
印　刷　者：山东星海彩印有限公司
　　　　　　地址：济南市花园路 17 号星河民营工业园 P 座
　　　　　　邮编：250100　电话：（0531）82687701

开本：850mm×1168mm　1/32
印张：11.25
字数：302 千
印数：1–2000
版次：2017 年 8 月第 1 版　2017 年 8 月第 1 次印刷

ISBN 978-7-5331-8937-2
定价：48.00 元

本书献给我们的患者，他们的勇气、坚忍和感恩之情帮助并激励我们进行工作。许多人都曾接触过肿瘤，它就发生在周围认识的人身上，甚至他们自己就是肿瘤患者。所有的肿瘤患者都应该获得尽可能好的医疗护理，以帮助改善他们的生存状况。所有的患者都应该获得基本的、周全的康复治疗，使疾病本身及其治疗所带来的影响降至最低。我们很荣幸能够看到肿瘤康复得到的认可逐渐增加，并且该领域正在不断发展。我们希望本书各个章节中的临床资料可以作为实用的资源，帮助临床医生为肿瘤患者提供更多的康复治疗。

我们特别感谢 Ms. Marilyn Lyles，她的辛勤努力使得本书得以完成。还要感谢 Dr. Theresa Gillis，他在得克萨斯州休斯敦的 MD Anderson 肿瘤治疗中心创建了康复医学项目。

丛书主编

Ralph M. Buschbacher, MD
Professor, Department of Physical Medicine and Rehabilitation
Indiana University School of Medicine
Indianapolis, Indiana

主 编

Ki Y. Shin, MD
Associate Professor
Department of Palliative Care and Rehabilitation Medicine
The University of Texas MD Anderson Cancer Center
Houston, Texas

副主编

Jack B. Fu, MD
Assistant Professor
Department of Palliative Care and Rehabilitation Medicine
The University of Texas MD Anderson Cancer Center
Houston, Texas

Ying Guo, MD, MS
Associate Professor
Department of Palliative Care and Rehabilitation Medicine
The University of Texas MD Anderson Cancer Center
Houston, Texas

Benedict Konzen, MD
Associate Professor
Department of Palliative Care and Rehabilitation Medicine
The University of Texas MD Anderson Cancer Center
Houston, Texas

Amy Ng, MD, MPH
Instructor
Department of Palliative Care and Rehabilitation Medicine
The University of Texas MD Anderson Cancer Center
Houston, Texas

Rajesh R. Yadav, MD
Associate Professor
Department of Palliative Care and Rehabilitation Medicine
The University of Texas MD Anderson Cancer Center
Houston, Texas

编 者

Etsuko Aoki, MD, PhD
Assistant Professor
Department of General Internal Medicine
The University of Texas MD Anderson Cancer Center
Houston, Texas

Annie Arteau, MD
Fellow
Department of Orthopedic Oncology
The University of Texas MD Anderson Cancer Center
Houston, Texas

Arash Asher, MD
Assistant Professor
Cedars–Sinai Medical Center
Los Angeles, California

Ahsan Azhar, MD, FACP
Fellow
Department of Palliative Care and Rehabilitation Medicine
The University of Texas MD Anderson Cancer Center
Houston, Texas

Walter Baile, MD
Professor
Department of Behavioral Science
The University of Texas MD Anderson Cancer Center
Houston, Texas

Diwakar Balachandran, MD
Associate Professor
Department of Pulmonary Medicine
The University of Texas MD Anderson Cancer Center
Houston, Texas

Lara Bashoura, MD
Associate Professor
Department of Pulmonary Medicine
The University of Texas MD Anderson Cancer Center
Houston, Texas

Karina Bouffard, MD
Clinical Pain Fellow
Department of Pain Medicine
The University of Texas MD Anderson Cancer Center
Houston, Texas

Sheryl R. Brandley, OTR
Senior Occupational Therapist
Department of Rehabilitation Services
The University of Texas MD Anderson Cancer Center
Houston, Texas

Brian M. Bruel, MD
Assistant Professor
Department of Pain Medicine
The University of Texas MD Anderson Cancer Center
Houston, Texas

Jennifer Camp, MD
Carolinas Rehabilitation
Charlotte, North Carolina

David W. Chang, MD
Professor
Department of Plastic Surgery
The University of Texas MD Anderson Cancer Center
Houston, Texas

Edward I. Chang, MD
Assistant Professor
Department of Plastic Surgery
The University of Texas MD Anderson Cancer Center
Houston, Texas

Eugene Kichung Chang, MD
Fellow
Department of Palliative Care and Rehabilitation Medicine
The University of Texas MD Anderson Cancer Center
Houston, Texas

Maxine De La Cruz, MD
Assistant Professor
Department of Palliative Care and Rehabilitation Medicine
The University of Texas MD Anderson Cancer Center
Houston, Texas

Rony Dev, DO
Assistant Professor
Department of Palliative Care and Rehabilitation Medicine
The University of Texas MD Anderson Cancer Center
Houston, Texas

Ahmed Elsayem, MD
Associate Professor
Department of Emergency Medicine
The University of Texas MD Anderson Cancer Center
Houston, Texas

Saadia A. Faiz, MD
Assistant Professor
Department of Pulmonary Medicine
The University of Texas MD Anderson Cancer Center
Houston, Texas

Carol Frankmann, MS, RD, CSO, LD, CNSC
Director, Clinical Nutrition
Department of Clinical Nutrition Administration
The University of Texas MD Anderson Cancer Center
Houston, Texas

Jack B. Fu, MD
Assistant Professor
Department of Palliative Care and Rehabilitation Medicine
The University of Texas MD Anderson Cancer Center
Houston, Texas

Ying Guo, MD, MS
Associate Professor
Department of Palliative Care and Rehabilitation Medicine
The University of Texas MD Anderson Cancer Center
Houston, Texas

Carolina Gutierrez, MD
Fellow
Department of Palliative Care and Rehabilitation Medicine
The University of Texas MD Anderson Cancer Center
Houston, Texas

Samir M. Haq, MD
Fellow in Oncologic Emergency Medicine
Department of Emergency Medicine
The University of Texas MD Anderson Cancer Center
Houston, Texas

Mary K. Hughes, MS, RN, CNS, CT
Advanced Practice Nurse
Department of Psychiatry
The University of Texas MD Anderson Cancer Center
Houston, Texas

David Hui, MD, MSc, FRCPC
Assistant Professor
Department of Palliative Care and Rehabilitation Medicine
The University of Texas MD Anderson Cancer Center
Houston, Texas

Carlos A. Jimenez, MD
Associate Professor
Department of Pulmonary Medicine
The University of Texas MD Anderson Cancer Center
Houston, Texas

Peter Kim, MD
Assistant Professor
Department of Cardiology
The University of Texas MD Anderson Cancer Center
Houston, Texas

Benedict Konzen, MD
Associate Professor
Department of Palliative Care and Rehabilitation Medicine
The University of Texas MD Anderson Cancer Center
Houston, Texas

J. Anthony Leachman, MA, BCC
Chaplain
Department of Chaplaincy and Pastoral Education
The University of Texas MD Anderson Cancer Center
Houston, Texas

Richard Lee, MD
Assistant Professor
Department of General Oncology
The University of Texas MD Anderson Cancer Center
Houston, Texas

Jan S. Lewin, PhD, BRS–S
Professor
Department of Head and Neck Surgery
The University of Texas MD Anderson Cancer Center
Houston, Texas

Valerae O. Lewis, MD
Associate Professor
Department of Orthopedic Oncology
The University of Texas MD Anderson Cancer Center
Houston, Texas

Gabriel Lopez, MD
Assistant Professor
Department of General Oncology
The University of Texas MD Anderson Cancer Center
Houston, Texas

Julie A. Moeller, PT, DPT
Physical Therapist
Department of Rehabilitation Services
The University of Texas MD Anderson Cancer Center
Houston, Texas

Megan Bale Nelson, MD
Assistant Professor
University of Louisville
Frazier Rehab Institute
Louisville, Kentucky

Amy Ng, MD, MPH
Instructor
Department of Palliative Care and Rehabilitation Medicine
The University of Texas MD Anderson Cancer Center
Houston, Texas

An Ngo, DO
Cancer Rehabilitation Fellow
Department of Palliative Care and Rehabilitation Medicine
The University of Texas MD Anderson Cancer Center
Houston, Texas

Susan Orillosa, MD
Clinical Pain Fellow
Department of Pain Medicine
The University of Texas MD Anderson Cancer Center
Houston, Texas

Karina Ramirez, MD
Fellow
Department of Palliative Care and Rehabilitation Medicine
The University of Texas MD Anderson Cancer Center
Houston, Texas

Suresh K. Reddy, MD, FFARCS
Professor
Department of Palliative Care and Rehabilitation Medicine
The University of Texas MD Anderson Cancer Center
Houston, Texas

Jennie L. Rexer, PhD, ABPP–CN
Assistant Professor
Department of Neuro–Oncology
The University of Texas MD Anderson Cancer Center
Houston, Texas

Kathie Rickman, DrPH, RN, CNS
Advanced Practice Nurse
Department of Psychiatry
The University of Texas MD Anderson Cancer Center
Houston, Texas

Janet Scheetz, PT
Physical Therapist
Department of Rehabilitation Services
The University of Texas MD Anderson Cancer Center
Houston, Texas

Vickie R. Shannon, MD
Professor
Department of Pulmonary Medicine
The University of Texas MD Anderson Cancer Center
Houston, Texas

Ki Y. Shin, MD
Associate Professor
Department of Palliative Care and Rehabilitation Medicine
The University of Texas MD Anderson Cancer Center
Houston, Texas

Julio Silvestre, MD
Fellow
Department of Palliative Care and Rehabilitation Medicine
The University of Texas MD Anderson Cancer Center
Houston, Texas

Pamela Austin Sumler, LMT, NCTMB
Massage Therapist
Integrative Medicine Center
The University of Texas MD Anderson Cancer Center
Houston, Texas

Kimberson Tanco, MD
Assistant Professor
Department of Palliative Care and Rehabilitation Medicine
The University of Texas MD Anderson Cancer Center
Houston, Texas

Alan Valentine, MD
Professor and Chair
Department of Psychiatry
The University of Texas MD Anderson Cancer Center
Houston, Texas

Khanh D. Vu, MD
Associate Professor
Department of General Internal Medicine
The University of Texas MD Anderson Cancer Center
Houston, Texas

Cynthia A. Worley, BSN, RN, CWOCN
Department of Nursing
The University of Texas MD Anderson Cancer Center
Houston, Texas

Rajesh R. Yadav, MD
Associate Professor
Department of Palliative Care and Rehabilitation Medicine
The University of Texas MD Anderson Cancer Center
Houston, Texas

Sriram Yennu, MD, MS
Assistant Professor
Department of Palliative Care and Rehabilitation Medicine
The University of Texas MD Anderson Cancer Center
Houston, Texas

Donna S. Zhukovsky, MD, FACP, FAAHPM
Professor
Department of Palliative Care and Rehabilitation Medicine
The University of Texas MD Anderson Cancer Center
Houston, Texas

译 者

周谋望　刘　楠　邢华医

丛书序言

谨将《康复医学速查丛书》献给工作繁忙的临床工作者。虽然大家都能努力跟上最新的医学知识，但是仍有很多时候，当我们在日常工作中发现问题时，需要进行查找；最为重要的是，我们需要快速找到它。

每当此时，我们无暇进行完整的文献搜索或者阅读一个详尽的章节或综述，而只是需要对可能不是常规碰到的问题进行快速了解，或仅是刷新我们的记忆。有时出现的问题在我们日常工作范围之外，但是这可能影响我们的治疗。因此，我们编撰了这套丛书。

无论你需要快速查找如 Tarlov 囊肿是什么，还是需要阅读有关神经康复并发症抑或治疗方法的内容，《康复医学速查丛书》都会给予帮助。

《康复医学速查丛书》不仅包含在繁忙的工作中最常见的问题，也包含许多不常见的问题。

我非常荣幸能够召集这样一个非常默契的编者团队，他们组成了一个优秀的编写小组。因此，我希望并且确信本系列丛书中的内容，可以为日常的临床工作提供丰富的参考。作为丛书主编，在正式出版前，我当然会率先审读，并且我可以告诉大家，我现在经常在临床工作中使用它们，以提高我的工作效率。

书中每一章节的构成简明扼要，以知识点精粹的格式呈现。丛书中所有分册的章节均遵循这一格式，因此一旦你习惯于这一格式，进行查找将非常容易。

虽然《康复医学速查丛书》的着眼点是康复医学，但在临床其他学科的应用也非常广泛。

我希望每一位读者能够像我一样逐渐开始赞赏这套《康复医学速查丛书》，我对创作出这些可读的、实用的篇章的优秀编者和作者团队表示祝贺。

Ralph M. Buschbacher, MD

前　言

　　20 年前，对预后和获益有限的认识阻碍了许多康复专业人员为其肿瘤患者提供康复干预。令人欣慰的是，自那以后我们不仅看到肿瘤康复的接受程度和有效性得到显著提高，并且我们也参与到这一过程中。随着肿瘤患者存活时间的延长，这一群体对康复治疗的需要将持续增加。康复医生可以对肿瘤相关的功能障碍进行诊断和治疗。我们还可以帮助我们的肿瘤科同事对患者生活质量的功能部分予以更好的理解，并划分优先顺序。与《康复医学速查丛书》的其他分册相似，肿瘤康复是非常广阔的范畴。康复问题从最初的治疗开始，一直延续到姑息治疗阶段。由于肿瘤类型不同，与其相关的医疗问题可能是复杂的。值得庆幸的是，不同类型肿瘤对康复治疗造成的挑战具有普遍性，并且常见于康复医生已熟知的其他疾病过程。本书的目的是为康复医生在临床实践中可能遇到的各种问题提供简明的总结和治疗选择。本书的作者均是其所在领域的专家，并且工作于得克萨斯大学 MD Anderson 肿瘤治疗中心。我非常感谢他们参与本书的编写并提供帮助。为满足肿瘤患者的需求，将会需要更多的肿瘤康复医生对其提供帮助，我们希望本书能够帮助他们在一定程度上满足这一需求。

Ki Y. Shin, MD

目　录

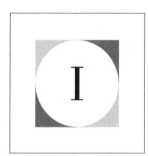

背景、评估和干预措施

1 肿瘤康复：基本观点和原则

Ki Y. Shin MD

为什么说肿瘤康复必不可少

- 发现和治疗肿瘤方面的进步使得肿瘤患者的生存时间延长。肿瘤患者往往存在降低生活质量的功能障碍
- 康复治疗通过处理功能障碍，使独立性和功能达到最佳，努力"使患者重新成为普通人"
- 康复治疗通过帮助降低肿瘤患者及其医疗护理提供者所需的"医疗护理负担"，提高生活质量
- 康复治疗提高患者的功能，帮助患者耐受将来的治疗

在美国，多数有组织的肿瘤康复治疗起始于 1971 年尼克松总统和他提出的战胜癌症法案的支持。重要的早期医生领袖包括：Howard Rusk，John Healey，Melvin Samuels，Herbert Dietz 和 Justus Lehman。

Dietz 提出的**肿瘤康复分期**包括：

- 预防性康复治疗：在开始肿瘤治疗之前进行，可帮助减少肿瘤治疗及其副作用所致的功能减退
- 恢复性治疗：在肿瘤治疗后进行，帮助恢复治疗前的功能水平
- 支持性治疗：用于肿瘤晚期患者，旨在维持当前的功能水平
- 姑息性治疗：定位于在生命末期控制症状和培训照护者

Lehman 提出的**肿瘤患者康复治疗应负责的问题**见表 1.1。

表 1.1　康复治疗应负责的问题

心理 / 精神障碍	营养障碍
全身无力	淋巴水肿管理
日常生活活动中的功能障碍、疼痛	肌肉骨骼问题
步态 / 步行异常	吞咽功能障碍
性情 / 居家问题	沟通障碍
神经系统功能障碍	皮肤管理
职业评估	

- 非肿瘤患者中存在许多相似的问题
- 许多康复专业人员已经具备教育和临床技能，帮助肿瘤患者处理大部分问题

　　Lehman 提出的**进行肿瘤康复的障碍**包括：

- 肿瘤科临床医生很少能够发现患者存在的问题
- 不熟悉康复治疗概念的临床医生很少进行适当的转诊

　　Delisa 提出的影响肿瘤患者达到康复目标的因素见表 1.2。

表 1.2　影响康复目标和参与的因素

预期寿命较短
合并症较多
疼痛干扰程度
肿瘤晚期
现有抗肿瘤治疗的需求
希望能够与亲人共度余生

肿瘤康复程序

- 肿瘤康复可以由肿瘤内科医生、肿瘤外科医生、肿瘤放疗科医生、其他内科医生、疼痛专科医生、康复医生或其他科室

医生主导

- 多学科团队进行的肿瘤康复更有效（图 1.1）
- 肿瘤康复的场所可包括家庭、门诊诊室、门诊训练场、住院会诊、急性期住院康复、高级保健所、长期急症监护场所和临终关怀医院
- 常见的康复诊断包括：失语症、虚弱、失用、偏瘫、脊髓损伤、周围神经病、类固醇性肌病、淋巴水肿、神经源性肠道和膀胱、截肢、肢体功能障碍和步态异常

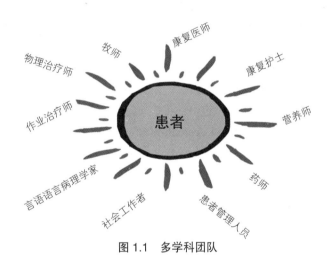

图 1.1 多学科团队

注意

- 生活质量由每位患者主观界定，但通常包括尊严感。保持功能帮助维持尊严
- 肿瘤患者可能存在共同的康复治疗问题
- 培养肿瘤医生承认患者的康复治疗需求并转诊患者
- 患者的自主性与患者的安全性进行比较，肿瘤可能迫使患者

选择某一项治疗而不是其他治疗，并且往往更多地关注谁可以帮助你，而不是你能帮助自己多少

- 疾病晚期的患者，进一步的治疗可能无法产生可观察到的功能差异，并且可能实际上用尽了患者有限的时间和精力，反而会妨碍患者的功能活动
- 肿瘤康复更有可能预防残疾（和肿瘤），因为其对肿瘤患者提供恢复、支持和姑息治疗

推荐阅读

DeLisa JA. A history of cancer rehabilitation. Cancer. 2001;92:970–974.

Dietz JH. Adaptive rehabilitation of the cancer patient. Curr Probl Cancer. 1980 Nov;5(5):1–56.

Lehmann JF, DeLisa JA, Warren CG, et al. Cancer rehabilitation of need, development, and evaluation of a model of care. Arch Phys Med Rehabil. 1978 Sep;59(9):410–419.

2 运动

Arash Asher MD

概述

肿瘤存活患者面临多种挑战,包括疾病复发的风险、其他慢性疾病和对生活质量及躯体功能的持续性副作用。新出现的证据表明运动在减少这些问题方面起重要作用。

运动的目的

- 提高功能、有氧代谢能力、肌力和柔韧性
- 改善身体形象和生活质量
- 改善体质成分,包括减少体脂和提高无脂肪肌肉的质量
- 有可能降低肿瘤复发或发生另一处原发肿瘤的机会
- 减轻肿瘤复发或另一处原发肿瘤相关的焦虑
- 提高耐受现阶段或将来肿瘤治疗的能力
- 减少或预防肿瘤治疗的长期效应,如骨质疏松和心血管疾病
- 改善心肺功能、神经系统、肌肉、认知和心理社会方面的预后

运动前医学评定

- 评估由于治疗所致的周围神经病和肌肉骨骼并发症
- 评估患者的骨折风险,存在风险的患者包括骨转移和接受激素治疗的患者
- 存在心脏疾病(不论与肿瘤是否有关)的患者,需要评定运动的安全性,包括运动应激试验
- 乳腺癌存活患者应该进行肩关节活动度和淋巴水肿评定
- 免疫受损的患者评估感染风险(避免公共运动场所)
- 手术后给予充分的愈合时间(直到 8 周)

■ 存在无法解释的严重疲劳、严重贫血或严重共济失调的患者，不要进行运动

■ 造口术患者参与接触性体育运动（存在击打风险）和抗阻训练（存在发生疝风险）应谨慎

■ 血小板减少症：避免高碰撞性运动或接触性体育运动。如果为严重的血小板减少症，避免所有抗阻训练

运动处方目标和指导方针

■ 有氧运动：目标为达到每周 150 分钟中等强度的运动。达到这一目标所需的时间范围各异，取决于多种因素，包括诊断、治疗、营养状况等

■ 肌力训练：目标为每周 2~3 个训练周期

■ 柔韧性：每周牵伸主要肌群数次

运动的挑战和注意事项

■ 肿胀 / 淋巴水肿出现变化时，对患者进行评定前应减少或避免上肢运动

■ 存在淋巴水肿的患者在运动过程中应该穿戴合身的压力衣

■ 如果存在肿瘤骨转移，运动方案将需要改变并加强监督（特别是在负重时）

■ 肿瘤患者在治疗过程中的运动耐量可能每个治疗周期各异

■ 运动依从性是重大挑战，应提供支持性咨询

肿瘤患者运动对死亡率的获益

■ 运动可能会延长某些肿瘤患者的生存期，包括乳腺癌和结肠癌患者

■ 对其他肿瘤需要更多的研究

注意

■ 如果存在周围神经病变，固定卧位自行车可能是比负重运动

更好的选择

- 对进行根治性前列腺切除术的患者，增加盆底肌运动
- 对骨髓移植患者，使用抗阻训练和有氧运动
- 有淋巴水肿风险的乳腺癌患者可以安全地进行抗阻训练，避免运动疲劳
- 水中运动可能非常有帮助，特别是对有跌倒风险的患者

有帮助的会诊

- 康复医生
- 运动生理学家
- 物理治疗师
- 有处理肿瘤存活患者经验的健身教练

总结／结论

- 肿瘤治疗过程中和治疗后的运动训练通常非常安全，可使躯体功能、生活质量和肿瘤相关疲劳得到改善

推荐阅读

American College of Sports Medicine. Guidelines for Exercise Testing and Prescription. 8th ed. Philadelphia, PA: Lippincott, Wilkins, and Williams; 2009.

Schmitz K, Ahmed RL, Troxel A, et al. Weight lifting in women with breast-cancer-related lymphedema. N Engl J Med. 2009;361:664–673.

Schmitz KH, Courneya KS, Matthews C, et al. American College of Sports Medicine roundtable on exercise guidelines for cancer survivors. Med Sci Sports Exer. 42:1409–1426. doi: 10.1249/MSS.0b013e3181e0c112

3 作业治疗

Sheryl R. Brandley OTR

概述

通过保证职业活动为患者生活健康和社会参与提供支持，是作业治疗最全面的意义。在不同领域中定义的作业治疗的作用，是以对健康和社会参与提供支持的方式，使用核心价值、知识和技术，帮助患者保证每日活动或其想要和需要进行的职业活动。

因为作业治疗师从整体观察患者，他们考虑的因素包括价值、信仰和精神以及身体功能和身体结构。

作业治疗的特有作用是为患者安全重返家庭或帮助患者进展至下一阶段的医疗护理做准备。下一阶段的医疗护理可包括高级护理机构、长期的急性期医疗护理或返回家庭。

由于肿瘤类型众多，作业治疗着重于减少患者进行日常生活活动（activities of daily living）/工具性日常生活活动（instrumental activities of daily living，IADLs）时的症状，包括全身乏力和疲劳、肌肉无力、协调性不足、记忆力减退、水肿、认知障碍和疼痛。

体格检查

- ADL 功能：通过使用功能独立性评定评分和其他标准化的功能障碍特异性评定，评价患者当前进行 ADL 时的功能能力。作业档案资料可确保以患者为中心制订目标和治疗方案
- 认知功能筛查：评定患者的记忆力、注意力持续时间、决策制定技能、执行能力、解决问题能力等
- 肌肉骨骼功能：检查关节活动度、肌力、姿势、肌张力和关

节柔韧性

- 神经肌肉功能：检查平衡、协调性、反射、听觉和视觉
- 心血管 / 肺功能：评估在执行 ADL 任务时的水肿、耐力情况
- 坐位和移动

影响治疗的因素

- 由于静脉输液多种药物所致的移动困难
- 整形外科手术受限制，可能需要使用辅助装置或坐位装置
- 由于肿瘤治疗过程中体重减轻、血小板降低或水肿增加，皮肤易受损
- 肿瘤治疗或疾病进展所致的疲劳增加
- 感染可能降低执行 ADL 时的耐力
- 由可能影响平衡和解决问题能力的药物所致的安全性和认知能力减低
- 由于手术疼痛和伤口所致的骨科患者执行 ADL 困难
- 化疗或其他药物治疗期间，站立耐受时间或平衡功能降低
- 由于化疗所致的双手感觉受损，可能影响 ADL 时的抓握能力
- 由于肿瘤或肿瘤相关治疗所致的视觉障碍
- 椎板切除术和胸骨预防措施限制执行 ADL 时的某些姿势
- 由于日常工作和角色缺失所致的意志缺失
- 引起口腔溃疡或牙龈出血的化疗或感染可能影响进食相关 ADL
- 产生恶心、呕吐和软便的化疗可能影响患者参与治疗
- 放疗可能引起皮肤在执行 ADL 过程中的超敏反应

治疗

- 提高 ADL 和 IADL 的执行情况
- 使用辅助装置或耐用医疗设备过程中，对患者进行教育和培训
- 看护人员教育和培训

- 医疗体操和活动
- 家庭练习方案
- 夹板和支具
- 预防疲劳和跌倒
- 神经肌肉再教育
- 物理疗法
- 轮椅训练和管理
- 认知再训练 / 适应
- 疼痛管理
- 重返社会

注意

- 由于许多肿瘤患者免疫系统受损，感染控制是首要任务
- 肿瘤患者的疲劳需要特别的管理方式
- 康复训练过程中，家庭的作用非常重要

推荐阅读

American Occupational Therapy Association. Occupational Therapy
　　Practice Framework: Domain & Process. 2nd ed. Bethesda, MA:
　　AOTA Press; 2008.

4 功能能力评定

Jack B. Fu MD

概述

　　多种功能能力评定可用于肿瘤患者。功能独立性评定（functional independence measure，FIM，图 4.1）是康复医师在临床中使用最广泛的评定量表。熟悉不同的功能能力评定量表会有帮助，特别是 Karnofsky（表 4.1）和美国东部肿瘤协作组（Eastern Cooperative Oncology Group，ECOG，表 4.2）。肿瘤科医师在讨论其患者的病情时会使用这些量表。肿瘤科医师使用这些量表主要用于判断预后和进行肿瘤治疗的决策。

Karnofsky 功能能力量表

　　Karnofsky 功能能力量表根据患者的功能障碍对患者进行分级，可用于比较不同治疗方法的效果，并评估患者的预后。对多数严重疾病，Karnofsky 评分越低，生存率越差。

表 4.1　Karnofsky 功能能力量表定义评级标准（%）

能够进行正常的活动和工作，不需要特殊的照护	100	正常，无不适主诉，没有疾病的证据
	90	能够进行正常的活动，轻微的疾病症状或体征
	80	进行正常活动费力，存在一定的疾病症状或体征
不能工作，能够居家生活并自我满足多数个人需求，所需辅助的程度各异	70	自我照护，不能进行正常活动和有效的工作
	60	偶尔需要辅助，但能够自我满足多数个人需求
	50	需要相当的辅助，并经常需要医疗护理
不能自我照护，需要医疗机构照护，疾病可能快速进展	40	丧失能力，需要特殊的照护和辅助
	30	严重丧失能力；尽管不是濒临死亡，但需要住院
	20	非常虚弱，必须住院，需要积极的支持治疗
	10	濒临死亡，致死性病程快速进展
	0	死亡

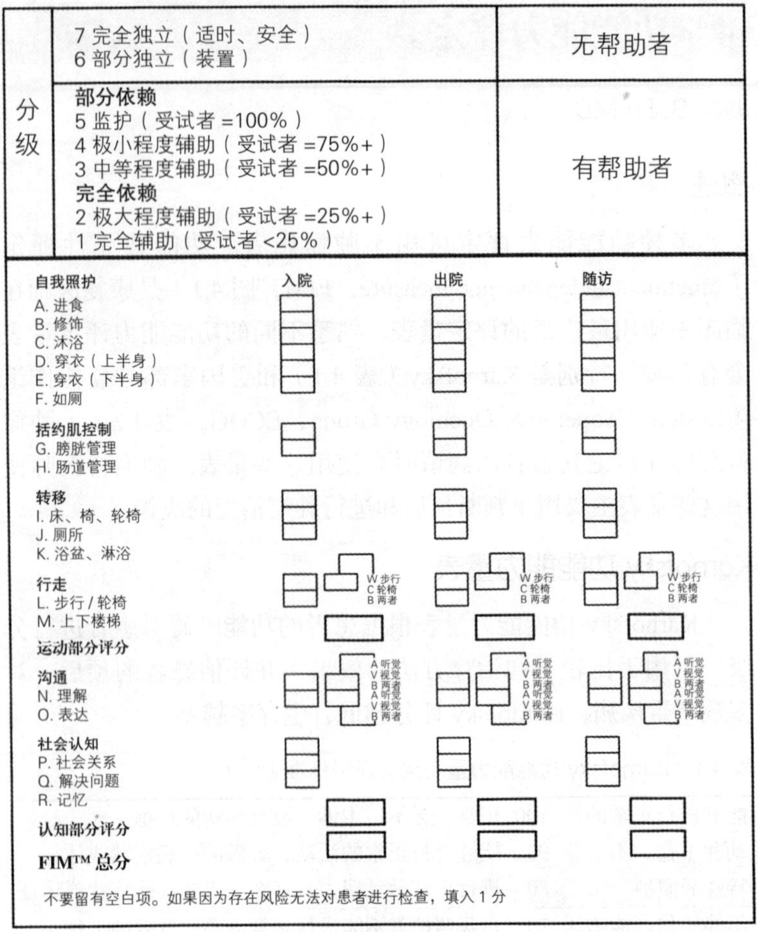
分级
7 完全独立（适时、安全）
6 部分独立（装置）
无帮助者
部分依赖
5 监护（受试者 =100%）
4 极小程度辅助（受试者 =75%+）
3 中等程度辅助（受试者 =50%+）
完全依赖
2 极大程度辅助（受试者 =25%+）
1 完全辅助（受试者 <25%）
有帮助者
入院
出院
随访
自我照护
A. 进食
B. 修饰
C. 沐浴
D. 穿衣（上半身）
E. 穿衣（下半身）
F. 如厕
括约肌控制
G. 膀胱管理
H. 肠道管理
转移
I. 床、椅、轮椅
J. 厕所
K. 浴盆、淋浴
行走
L. 步行 / 轮椅
M. 上下楼梯
W 步行
C 轮椅
B 两者
运动部分评分
沟通
N. 理解
O. 表达
A 听觉
V 视觉
B 两者
社会认知
P. 社会关系
Q. 解决问题
R. 记忆
认知部分评分
FIM™ 总分
不要留有空白项。如果因为存在风险无法对患者进行检查，填入 1 分

图 4.1　FIM 评定工具

ECOG 功能能力量表

表 4.2 ECOG 功能能力量表

分级	ECOG
0	完全能够活动，能够没有限制地进行所有发病前的功能活动
1	耗费体力的活动受限，但是能够步行并进行轻体力或久坐的工作，如轻体力的家务劳动、办公室工作
2	能够步行并进行所有自我照护，但不能进行任何工作活动。超过清醒状态的 50%
3	仅能进行有限的自我照护，超过清醒状态的 50% 受限于床或椅子中
4	完全丧失功能。不能进行任何自我照护，完全受限于床或椅子中
5	死亡

源自：Oken et al.（1982）

起立行走计时测试

起立行走计时测试用于评定移动能力。告诉患者从椅子坐位站起，随即站立、前行 3 m，转身，走回座椅，再次转身并坐下。将患者评级为 1 至 5 级，1 为正常，2 为极轻度异常，3 为轻度异常，4 为中度异常，5 为严重异常。评级为 3 级或以上的患者存在跌倒风险。已对不同年龄组的正常值进行标准化。小于 15 秒通常被认为是正常值的上限。

短袜测试

短袜测试评分为 0 分（正常）至 3 分（最差）。评分最初设计用于评估肌肉骨骼疼痛所致的活动受限。患者模拟穿短袜的动作。0 表示患者可以轻松完成动作；1 表示完成动作费力（患者指尖可以抓住足趾）；2 表示患者可以触及踝关节，但不能触及足趾；3 表示患者很难触及足踝（刚能触及或不能触及足踝）。

6 分钟步行测试

　　本测试用于评定中至重度心肺疾病患者对医疗干预措施的反应。测量 6 分钟行走的距离。可以评定医疗干预措施之前和之后的距离。

推荐阅读

Crooks V, Waller S, Smith T, Hahn TJ. The use of the Karnofsky Performance Scale in determining outcomes and risk in geriatric outpatients. J Gerontol. 1991;46:M139–M144.

Mathias S, Nayak USL, Isaacs B. Balance in elderly patients: The "get-up and go" test. Arch Phys Med Rehabil. 1986;67:387–389.

Oken MM, Creech RH, Tormey DC, et al. Toxicity and response criteria of the Eastern Cooperative Oncology Group. Am J Clin Oncol. 1982;5:649–655.

5 躯体损害，治疗措施和评定指南

Janet Scheetz PT

躯体损害

肿瘤患者面临的常见躯体损害

出现躯体损害是疾病进程本身和（或）治疗措施的结果，这些治疗措施包括手术、放疗、化疗和激素治疗（表 5.1）。肿瘤患者的多种躯体损害可导致其不能进行基本和更高级别的功能活动（表 5.2）。

表 5.1　肿瘤治疗类型相关的常见躯体损害

关节活动度受限	X	X		
肌力降低	X	X	X	
软组织纤维化增加	X	X		
有氧代谢能力降低	X	X	X	X
疼痛增加	X	X	X	X
包括平衡和协调性在内的步态模式效能降低	X	X	X	
淋巴水肿	X	X	X	
视力降低	X	X	X	
认知损害 / 视知觉损害	X	X	X	X
体重增加			X	X
周围神经病	X		X	
神经丛病	X	X		
类固醇性肌病			X	
肿瘤相关疲劳		X	X	X

（续表）

常见躯体损害	肿瘤治疗方式			
	手术	放疗	化疗	激素治疗
骨量减少 / 骨质疏松	X		X	X
骨坏死		X	X	
静脉血栓栓塞 / 肺栓塞	X	X	X	X
心肌病		X	X	
肺纤维化		X	X	
动作计划能力差	X	X	X	X

表 5.2　肿瘤损害相关的功能障碍

功能障碍	可能的损害原因
不能有效完成步态模式	周围神经病、动作计划能力差、视觉缺陷、认知损害、肌力和（或）关节活动度丧失、肢体或躯干疼痛、肿瘤相关疲劳、跌倒风险、分配注意力受损
不能完成基本 ADL 和工具性 ADL	肿瘤相关疲劳、动作计划能力差、工作记忆受损、虚弱、肺功能差、周围神经病、抑郁、焦虑
不能参与休闲活动	疼痛、执行功能受损、心肺损害、视觉缺陷、周围神经病、焦虑、抑郁
不能重返工作	肿瘤相关疲劳、肌肉耐力受损、注意力分散、周围神经病、焦虑、抑郁
不能驾驶	认知损害、视觉损害、周围神经病、丧失视知觉技能、焦虑
不能重返之前的角色（如：朋友、厨师、志愿者、母亲、陪护人员等）	肿瘤相关疲劳、心肺损害、周围神经病、疼痛、焦虑、抑郁

ADL. 日常生活活动

治疗措施指南

实验室检查数据

　　在对肿瘤患者进行物理治疗前，必须进行实验室检查数据的评估。实验室检查数据可帮助明确治疗是否可安全进行（表5.3）。

表5.3 实验室检查数据和对康复治疗的意义

白细胞	正常值 （5~11） $\times 10^9$/L	4.0~11.0 K/mcl	是否存在感染风险	中性粒细胞绝对数小于0.5 K，避免增加细菌感染风险的活动（游泳）
血小板	正常值 （150~400） $\times 10^9$/L	140~440 K/mcl	小于5 K，仅进行主动辅助下活动/不进行Valsalva动作 小于20 K，主动活动，不进行抗阻运动 大于50 K，抗阻主动运动	检查出血点 出血点是身体上的小红点或紫点（1~2 mm），由毛细血管的少量出血所致 检查任何活动性出血征象（如:牙龈出血、咯血、关节疼痛肿胀等）
血红蛋白	正常值 男性： 13~18 g/dl 女性： 12~16 g/dl	男性： 14.0~18.0 g/dl 女性： 12.0~16.0 g/dl	小于8 g/dl，如果存在症状，推迟治疗 8~10 g/dl，密切观察患者(缩短治疗疗程) 大于10 g/dl，抗阻练习	疲劳、卧床时间增加、心率增快

（续表）

实验室检 查名称	数值	MDACC 数值	对康复治疗 的意义	其他结果
血细胞比 容	正常值 男性： 37%~49% 女性： 36%~46%	男性： 40%~54% 女性： 37%~47%	小于 20%，可 导致心衰 / 死亡 小于 25%，推 迟治疗 25%~30%，在 能够耐受的情 况下进行 ADL 练习 30%，可增加 抗阻练习	

躯体功能能力评定（对肿瘤患者界定的正常值）

客观测试措施帮助医生和治疗师制定、监测和评估物理治疗措施的进展情况。表 5.4 中显示了已在肿瘤患者中经过验证的一些测试措施。

表 5.4　肿瘤患者功能测试措施

测试措施	正常值	进行测试的原因
6 分钟步行测试	560 m（1838 英尺）	评估有氧代谢能力、耐力和跌倒风险
15 米（50 英尺） 快速步行	8.43~9.32 秒	评估步速及跌倒风险
两次重复坐站计时	2.19~2.73 秒	评估双下肢近端肌力
单足站立	30 秒	评估平衡和跌倒风险
向前触及物体	32.87~36.64 cm	评估平衡和跌倒风险
短袜测试	4.25~5.35 秒	评估动态站立平衡、视知觉技能、认知、精细运动技能、动作计划能力、有氧代谢能力、躯干稳定性
硬币测试（拾起 4 枚硬币）	5.06~6.05 秒	认知、视觉、动作计划能力、精细运动、感觉

6 肺康复

Vickie R. Shannon MD

概述

肺康复（pulmonary rehabilitation，PR）是综合性的治疗措施，旨在提高慢性呼吸系统疾病患者的功能状态、减少慢性呼吸困难和疲劳症状，并改善健康相关生活质量（health-related quality of life，HRQoL）。呼吸困难和疲劳所致的运动不耐受可能出现在肿瘤进程的任何时点，并且往往在完成特定的肿瘤治疗后持续数年。通过运动训练、患者自我管理教育以及多学科医疗团队协同努力进行心理社会和行为干预措施，以达到肺康复的目标。多学科团队通常包括医生、护士、物理治疗师和作业治疗师，以及根据患者的评定结果和病情需要转诊至呼吸治疗师、运动生理学家、营养学家、心理学家和社会工作者。

肺康复的背景和原理：肿瘤患者的症状负担

- 疲劳发生率：75%（实体恶性肿瘤），80%~90%（恶性血液病）
- 呼吸困难发生率：超过50%，肺部肿瘤和恶性肿瘤晚期患病率最高
- 慢性阻塞性肺病（chronic obstructive pulmonary disease，COPD）：80%发生于肺部肿瘤患者，构成症状负担
- 去适应、焦虑和肌肉无力是肿瘤相关功能障碍最常见的因素
- 这些症状对功能能力状态、肿瘤治疗选择和预后产生不利影响

成功进行肺康复的主要特点

- 个体化需求评估：设计的治疗方案应满足慢性致残性疾病患者的现实目标

21

- 多学科方式：不同医疗学科的专业知识整合为综合性的整体治疗方案，根据每位患者的需要定制
- 注意生理和心理社会功能能力：必须处理影响功能能力和 HRQoL 的心理和病理生理问题

患者筛选标准

- 任何尽管进行了最佳医疗处理，但仍存在慢性持续性运动受限的患者均应接受肺康复
- 可基于症状进行转诊，而不是生理障碍的程度

肺康复禁忌证

- 绝对禁忌证
  - 严重肺动脉高压、难治性肺源性心脏病或运动诱发晕厥
  - 治疗无效的严重充血性心力衰竭
  - 冠状动脉综合征病情不稳定和（或）有心律失常或猝死风险的心脏疾病
  - 骨骼疾病病情不稳定（由于恶性肿瘤、关节炎等）
- 相对禁忌证
  - 终末期肝功能衰竭
  - 丧失学习能力
  - 精神状态不稳定

肿瘤患者肺康复目标

- 恢复体力活动能力至功能独立的最高水平
- 减轻日常功能活动相关的症状
- 优化肿瘤治疗前和（或）治疗过程中的 HRQoL/ 功能能力状态
- 改善肿瘤治疗后的 HRQoL/ 功能能力状态

综合性肺康复方案的组成

- 运动训练
  - 肿瘤患者需考虑的基本问题
    - 根据治疗前评定（肺功能检查、6分钟步行测试、运动生理学检查、临床检查）制定运动处方
    - 没有肿瘤患者肺康复的循证医学指南
  - 运动类型
    - 牵伸包括胸壁在内的呼吸辅助肌肉
    - 耐力（有氧）训练：跑台步行、自行车功率计
  - 获益：增加有氧代谢能力和无氧阈，降低需氧量和心率
    - （抗阻）肌力训练：砝码、治疗带
  - 获益：增加肌力和肌容积
    - 推荐联合进行耐力和肌力训练
    - 推荐上、下肢均进行训练
  - 运动强度
    - 高强度运动产生更大的生理获益
    - 低强度训练可产生有益获益但获益较少，推荐用于不能达到高运动强度的患者
  - 运动持续时间和频率
    - 在肿瘤患者尚未确定最佳的训练持续时间／频率。根据COPD的文献，推荐进行每周至少3次，每次60分钟的训练
    - 训练方案时间更长（超过12周）可能比较短的训练方案（少于6周）带来更持续的获益
    - 间歇训练：促进症状更明显的患者进行更高强度的训练
    - 获益随时间衰减，肺康复后维持训练方案可延长在身体耐力、认知、心理和社会功能方面取得的获益

   – 注意事项
- 肿瘤患者群体进行肺康复需要考虑的安全性和每个患者的需求 / 目标均是特殊的，必须以此指导肺康复方案运动处方的制定和实施
- 尚未确定与肿瘤治疗相关的肺康复最佳转诊时间
- 在运动过程中应监测氧饱和度和生命体征，既往有心率失常病史的患者应考虑遥测监测
- 如果出现胸痛、眩晕 / 头晕或心悸，应中断运动
- 有肺动脉高压病史的患者在进行提举重物或抗阻运动时，应避免 Valsalva 动作。轻至中度肺动脉高压的患者更适合低强度运动

■ 作业治疗
   – 将生理获益整合为与日常生活活动（activities of daily living，ADLs）相关的功能获益
   – 通过 ADLs 中的功能训练、保存能量策略和使用辅助装置达到获益

■ 教育
   – 教育主题
- 及早治疗，预防呼吸系统情况恶化
- 呼吸再训练和呼吸对策（腹式呼吸、吹笛样呼吸、主动呼气、节律呼吸技术、代偿体位）
- 支气管分泌物处理和适当使用支气管扩张药
- 营养

   – 教育目标
- 更好地理解疾病进程
- 将疾病需求整合至日常习惯
- 增进自我管理技能，强调疾病控制、自我效验和对治疗措施的依从性

- 知道何时寻求医疗卫生服务
■ 心理社会支持 / 行为改变
  - 目标
    - 减少焦虑、应激和抑郁造成的适应不良症状
    - 提供社会支持环境
    - 鼓励通过放松训练技术进行应激管理
    - 戒烟
  - 干预措施
    - 最初的评估应包括焦虑和抑郁的筛查
    - 应对重要的家属 / 陪护人员进行访谈，以发现在家中的适应不良行为
    - 如果需要，转诊进行心理、营养和社会工作咨询
    - 对吸烟者，转诊进行戒烟

肺康复可能的辅助治疗

■ 优化药物治疗
  - 对气流受限的患者，在肺康复前优化支气管扩张药物治疗
  - 噻托溴铵可改善气流受限患者的运动能力
■ 辅助供氧
  - 推荐用于运动诱发低氧血症（SaO_2 小于 90%）的患者
  - 运动过程中保持含氧量正常的患者可出现运动耐力的增长，但不能确定长期获益及对其他结果（如 HRQoL）的影响
■ 营养补充
  - 尚没有评估体重变化（增加或减少）对肺康复结果影响的文献
  - 支持肺康复中常规使用营养补充剂的证据不足
■ 无创通气
  - 存在严重肺部疾病的患者可在运动能力上显示中度进步

■ 同化剂
  - 可改善肌力，但不改善运动耐力
  - 现有的文献不支持使用
  - 在对激素敏感的肿瘤患者中使用不安全
■ 氦氧混合气治疗
  - 使用氦氧混合气，减少呼吸功
  - 可增加运动耐力，但没有持续改善肺康复的获益
■ 神经肌肉电刺激（neuromuscular stimulation，NMS）
  - 可改善肌力 / 耐力，但支持肺康复中使用 NMS 的证据不足

临床结果评定工具

■ 评定 ADL 和（或）HRQoL
  - 慢性呼吸系统疾病问卷（chronic respiratory disease questionnaire，CRQ）
  - 圣乔治问卷（St. George 问卷）
  - Borg 量表
■ 评定运动能力
  - 6 分钟步行测试（6-minute walk test，6MWT）
  - 往返步行测试
  - 心肺运动测试

注意

■ 伴有慢性呼吸系统疾病的肿瘤患者和（或）接受肿瘤治疗的患者，在肺康复后可出现明显的生理和功能获益
■ 目前的临床实践和专家意见表明，在肿瘤患者和（或）接受肿瘤治疗的患者中进行肺康复必须修订为针对肿瘤疾病进程特异性的个体化肺康复治疗策略。这需要进行细致的基线临床检查，知道肿瘤的类型和严重程度，知道患者的个体化需求和功能限制，以及可能使肺康复不安全的危险因素，如不

稳定的肿瘤骨转移
- 可改变运动训练持续时间，以满足肿瘤患者的相关需求
  - 等待择期外科手术的患者可能适合短时间肺康复（2~4周），但是尚未在大样本的随机试验中确立该临床实践
- 同样，也尚未确定肿瘤治疗过程中最佳的肺康复时机

推荐阅读

Nici L. The role of pulmonary rehabilitation in the lung cancer patient. Semin Respir Crit Care Med. 2009;30(6):670–674. Epub 2009 Nov 25. Review.

Quist M, Rørth M, Langer S, et al. Safety and feasibility of a combined exercise intervention for inoperable lung cancer patients undergoing chemotherapy: A pilot study. Lung Cancer. 2012;75(2):203–208. Epub 2011 Aug 3.

Reardon J, Casaburi R, Morgan M, et al. Pulmonary rehabilitation for COPD. Respir Med. 2005;99(suppl B): S19–S27. Epub 2005 Oct 25. Review.

Ries AL. Pulmonary rehabilitation: Summary of an evidence-based guideline. Respir Care. 2008;53(9):1203–1207. Review.

Ries AL, Bauldoff GS, Carlin BW, et al. Pulmonary rehabilitation: Joint ACCP/AACVPR evidence-based clinical practice guidelines. Chest. 2007;131(5 Suppl):4S–42S. Review.

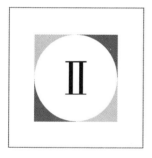

主要关注点和疾病

7　骨髓移植

Eugene Kichung Chang MD

概述

累及骨髓肿瘤（例如：某些白血病、淋巴瘤）的病因性治疗往往需要进行骨髓移植（bone marrow transplantation，BMT）。多方面的因素可以导致患者在骨髓移植前和移植后的功能下降，包括继发并发症、治疗的毒性和原发肿瘤本身所起的作用。

类型

- 同种异体 = 他人作为供体
- 自体 = 自己作为供体
- 半相合 = 来自同胞兄弟姐妹或父母的"半相合"移植

流行病学

- 2009 年，美国每年大约有 18 000 例被诊断为危及生命疾病的患者可使用骨髓移植治疗，其中超过 14 700 例患者接受骨髓或脐带血移植
- 大约 70% 的患者在其家庭内无法找到匹配的供体

骨髓移植过程

- 移植前预处理方案［放疗和（或）化疗］：在植入供体细胞前使用清髓性或减低剂量方案，消除宿主细胞和肿瘤细胞
- 移植：通过静脉输注供体干细胞，随后移植物进入宿主骨髓，患者往往需要能够达到美国东部肿瘤协作组（Eastern Cooperative Oncology Group，ECOG）分级 2 级或 2 级以上，或能够独立步行及进行自我照护（见第 4 章：功能能力评定）

■ 移植后监测和支持治疗：免疫抑制药物、定期血液检查、输血、使用或不使用预防感染药物

医疗问题

■ 移植失败或宿主接受供体细胞失败，导致正常骨髓功能丧失
■ 骨髓抑制（贫血、血小板减少症、中性粒细胞减少）
■ 免疫抑制的感染风险（EB病毒、巨细胞病毒、病毒性肝炎）
■ 治疗的毒性（黏膜炎、腹泻、恶心/呕吐、周围神经病、心肺功能障碍、类固醇性肌病）
■ 移植物抗宿主病（graft-versus-host disease，GvHD）：T细胞介导的免疫反应，来自供体的移植细胞将宿主细胞识别为异体细胞。接受人类白细胞抗原（human leucocyte antigen，HLA）相同的同胞供体干细胞患者的发生率为20%~50%，接受HLA匹配同胞或HLA相同无亲戚关系供体干细胞患者的发生率为80%。最常导致皮肤皮疹、腹泻和（或）肝功能障碍
■ 肝静脉闭塞性疾病：肝脏小静脉终末端和肝血窦闭塞，有可能发生肝功能衰竭
■ 呼吸系统并发症：肺水肿/出血，特发性肺炎，闭塞性细支气管炎
■ 骨髓移植后约高达85%的男性和女性不育

功能障碍

■ 身体虚弱
■ 无法活动
■ 疲劳
■ 营养状况差
■ 由于并发症所致的躯体问题，如肺炎后呼吸困难
■ 由于放疗或化疗所致的认知损害

- 类固醇性肌病：往往与 GvHD 的治疗相关，引起近端肌群肌力降低，活动性、肌力和耐力降低
- 周围神经病：可能由化疗所致，引起感觉 / 本体感觉减退，灵活性降低和足下垂

治疗

一般临床处理

- GvHD：大剂量皮质类固醇联合类固醇减量制剂治疗。皮肤高分级 GvHD 可导致非关节软组织挛缩。虽然预防是处理的关键，但轻柔的关节活动度练习和连续矫正石膏可能对已出现的挛缩有帮助
- 类固醇性肌病：皮质类固醇逐渐减量（如果需要）、肌力练习、环境改造（如：升高的马桶坐垫、家具）
- 周围神经病：由主诊肿瘤医师考虑调整化疗方案，评估是否需要矫形器和辅助装置
- 长期：监测血液检查结果，再免疫计划，每年接种流行性感冒疫苗，监测情绪 / 认知功能，解决疼痛问题、性功能障碍

运动

- 避免不活动：从移植前贯穿至移植后，鼓励有氧健身练习、肌力练习和主动关节活动度练习，注意血小板水平

会诊

- 物理医学与康复科
- 血液肿瘤学（骨髓移植 / 白血病 / 淋巴瘤）
- 肿瘤放疗科 / 肿瘤科

预后

- 有赖于年龄、肿瘤类型、骨髓移植时的疾病情况、供体匹配情况和 GvHD 的严重程度
- 同种异体骨髓移植患者：2 年生存率为 55%，超过 6 年的生

存率为 27%

- 骨髓移植后生存超过 5 年，生存率开始接近正常人群

注意

- 即使在症状轻微的患者，也要对可能发生的严重并发症（如：肺炎、败血症）保持高度怀疑
- 在移植前考虑进行生育咨询，化疗和（或）放疗前为将来的生育计划进行精子库、卵子冷冻保存
- 移植前需要进行物理治疗转诊，以常规进行适当的肌力练习和健身练习，预防治疗毒副作用可能导致的功能减退

推荐阅读

Gillis TA, Donovan ES. Rehabilitation following bone marrow transplantation. Cancer. 2001; 92(4 suppl):998-1007.

8 脑部：软脑膜疾病

Jack B. Fu MD

概述

肿瘤细胞播散到脑膜表面。

病因

- 软脑膜疾病（leptomeningeal disease，LMD）源于肿瘤细胞播散至脑膜覆盖的腔隙（硬脑膜、脑膜和软脑膜）
- 肿瘤细胞可覆盖中枢神经系统的表面

流行病学

- 转移癌患者中的 5% 被诊断为 LMD
- 疾病晚期患者中可能有高达 20% 的患者未被诊断出 LMD

发病机制

- 源自原发肿瘤部位肿瘤细胞的血源播散或源自中枢神经系统（central nervous system，CNS）内的播散（如：种植转移）
- 可导致脑脊液（cerebrospinal fluid，CSF）循环中断
- 可导致对神经根和脊神经的直接炎症作用
- 可导致脑水肿
- 直接侵犯中枢神经系统实质组织
- 可发生于手术切除后或使用不能跨过血脑屏障的化疗药物后

危险因素

- 原发脑部肿瘤
- 血液肿瘤（淋巴瘤、白血病）
- 乳腺癌

- 肺癌
- 胃肠道肿瘤

临床特征

- 可能有脑膜刺激征
- 新发无力 / 动作失调
- 新发膀胱功能障碍或膀胱功能障碍加重
- 新发肠道功能障碍或肠道功能障碍加重
- 新发感觉改变
- 新发癫痫发作
- 出现的神经系统症状模式不能用单一损害予以解释，而是整个神经系统的损害

自然史

- 已知肿瘤病史的患者出现新发神经系统症状
- 症状可突发起病或渐进起病
- 患者有时还可出现脑膜刺激征，如头痛或畏光
- 患者可能会出现神经源性肠道和神经源性膀胱
- 常报告步态不稳、跌倒和共济失调

诊断

鉴别诊断

- 脑部或脊髓转移癌
- 脑脓肿
- 原发脑肿瘤
- 脑出血
- 缺血性脑血管意外
- 放疗后遗症
- 化疗脑部相关认知改变

- 发育停滞 / 营养不良
- 类固醇性肌病

病史

- 已知肿瘤病史
- 已知近期神经系统手术操作史
- 进行性神经系统症状
- 症状可由多发损害解释
- 可能存在上运动神经元和下运动神经元体征
- 脑膜刺激征，如头痛和畏光

体格检查

- 详细的神经系统体格检查，包括感觉、脑神经、吞咽、言语、运动检查、反射和肌张力
- 可能需要评估认知功能

辅助检查

- MRI
- CT
- 腰椎穿刺（lumbar puncture，LP），脑脊液分析

潜在危险

- 许多患者有 LMD 临床症状，但腰椎穿刺结果阴性。尽管腰椎穿刺结果阴性，临床医生往往会对可疑的 LMD 进行治疗
- 对血液肿瘤患者，往往给予预防性鞘内化疗

治疗

一般临床处理

- 通过 Ommaya 存储器或腰椎穿刺进行鞘内化疗
- 对 LMD 的局灶病变可给予放疗
- 预防不活动所致的并发症
- 治疗神经源性肠道和神经源性膀胱

外科

- 对于放置 Ommaya 存储器滴注鞘内化疗，往往需要神经外科进行评估

运动

- 涉及神经功能缺陷的运动和治疗
- 瘫痪肢体关节活动度练习
- 日常生活活动、步行、转移和轮椅移动训练

会诊

- 物理医学与康复科
- 神经外科
- 神经内科
- 神经心理学
- 肿瘤放疗科
- 肿瘤科

治疗并发症

- 可发生鞘内化疗相关毒副作用
- 也可观察到放疗效应（见第 49 章）

预后

- 根据原发肿瘤类型，生存预后各异。但总体上 LMD 是患者预后较差的指标
- 使用鞘内化疗，神经系统症状通常有所改善

注意

- 由于不活动和肿瘤相关的高凝状态，患者处于深静脉血栓形成的高度危险中
- 血小板减少、活动出血或影像学上已有脑出血，是药物预防深静脉血栓的禁忌证

▓ 严重的血小板减少和白细胞减少明显限制神经源性肠道和神
经源性膀胱的积极治疗

推荐阅读

DeAngelis LM, Posner JB. Neurologic Complications of Cancer. (Contemporary neurology series) (pp. 447–510). New York, NY: Oxford University Press; 2009.

Glass JP, Melamed MF, Chernik NL, et al. Malignant cells in cerebrospinal fluid (CSF): The meaning of a positive CSF cytology. Neurology . 1979;29(10):1369–1375.

Groves MD. Leptomeningeal disease. Neurosurg Clin N Am. 2011;22(1):67–78, vii. doi: 10.1016/j.nec.2010.08.006

9 脑部：转移性肿瘤

Jack B. Fu MD

概述

源自其他肿瘤的转移性脑肿瘤。

病因

- 肿瘤细胞渗透过血脑屏障，通常为血源播散
- 转移病灶可直接侵犯周围脑组织
- 对周围脑组织的压迫可导致神经系统症状
- 对周围脑组织的压迫可导致占位效应和脑积水

流行病学

- 比原发性脑肿瘤更常见（肿瘤患者进行尸体解剖时 20%~50% 存在脑部转移）
- 超过一半的转移性脑肿瘤患者为多发肿瘤病灶
- 美国每年诊断的转移性脑肿瘤患者为 100 000~150 000 人

发病机制

- 转移性脑肿瘤源于原发肿瘤部位肿瘤细胞的血源播散
- 因为许多化疗药物不能通过血脑屏障，治疗往往对转移性脑肿瘤无效

危险因素

- 肺癌
- 乳腺癌
- 结肠癌
- 直肠癌
- 黑色素瘤

临床特征

- 神经系统症状起病后往往呈渐进性，在已知肿瘤病史的患者通常进展数周至数月
- 但是，已有突发神经系统症状的报道，如癫痫发作和视力丧失
- 患者可出现上运动神经元体征
- 也常报告出现头痛、视力丧失、意识错乱、癫痫发作和动作失调
- 患者在确诊时往往存在 1 处以上脑转移病灶

自然史

- 在患者就医前，症状通常逐渐进展
- 在一些患者，脑转移病灶是最先确诊的肿瘤征象

诊断

鉴别诊断
- 癫痫发作
- 脑脓肿
- 原发性脑肿瘤
- 脑出血
- 缺血性脑血管意外
- 放疗后遗症
- 化疗脑部相关认知改变

病史
- 已知肿瘤病史患者
- 头痛
- 癫痫发作
- 肌肉无力
- 动作失调

- 视力改变

体格检查

- 详细的神经系统体格检查，包括感觉、脑神经、吞咽、言语、运动检查、反射和肌张力
- 可能需要评估认知功能

辅助检查

- MRI
- CT

潜在危险

- 不是一定需要进行活检，但可以帮助确诊

治疗

一般临床处理

- 根据肿瘤类型进行治疗
- 可能需要放疗。广泛分布的或多发病灶，使用全脑放射。孤立的小病灶或难以手术切除的病灶，使用立体定位放射外科手术
- 在许多病例，可能还需要进行全身化疗

外科

- 如果肿瘤部位易于切除并且导致显著症状，可进行神经外科手术切除
- 如果病灶过于广泛分布、难以切除或过小，可能不适合手术

运动

- 涉及神经功能缺陷的运动和治疗
- 瘫痪肢体关节活动度练习
- 日常生活活动、步行、转移和轮椅移动训练

会诊

- 物理医学与康复科

- 神经外科
- 神经内科
- 神经心理学
- 肿瘤放疗科
- 肿瘤科

治疗并发症

- 手术切除可导致神经系统症状加重或新发神经系统症状。但是随着肿胀和水肿消退，患者往往会有所改善
- 放疗往往引起治疗后即刻出现的疲劳。许多患者还会出现头痛加重

预后

- 根据原发肿瘤类型，生存预后各异。但总体上转移瘤是患者预后较差的指标。肿瘤往往会在转移部位复发
- 神经功能预后取决于病灶对放疗的反应或是否成功手术切除

注意

- 由于不活动和肿瘤相关的高凝状态，患者处于深静脉血栓形成的高度危险中
- 血小板减少、活动出血或影像学上已有脑出血，是药物预防深静脉血栓的禁忌证
- 严重的血小板减少和白细胞减少明显限制神经源性肠道和神经源性膀胱的积极治疗

推荐阅读

Wen P, Schiff D, Kesari S, et al. Medical management of patients with brain tumors. J Neurooncol. 2006;80:313–332.

Yung WK, Kunschner LJ, et al. Intracranial metastases. In: Levin VA, ed. Cancer in the Nervous System. New York, NY: Oxford University Press; 2002:321–340.

10 脑部：原发性肿瘤

Jack B. Fu MD

概述

起源于脑部内的原发性脑肿瘤。

病因 / 分型

- 存在超过 120 种不同类型的原发性脑肿瘤
- 肿瘤按照世界卫生组织（World Health Organization，WHO）分级进行分类
- 许多原发性肿瘤也发生于脊髓
- 成人最常见的脑肿瘤是高级别星形细胞瘤
- 其他包括：少突神经胶质瘤、脑膜瘤、颅咽管瘤、垂体瘤、室管膜瘤、神经鞘瘤和中枢神经系统淋巴瘤
- 儿童原发性脑肿瘤包括：髓母细胞瘤、脑干胶质瘤、低级别星形细胞瘤、颅咽管瘤、室管膜瘤和松果体瘤
- WHO 低级别星形细胞瘤分为：Ⅰ级（毛细胞型、室管膜下和多形性黄色星形细胞瘤）和Ⅱ级（原浆型、肥大型、纤维型、弥漫型和混合型）
- WHO 高级别星形细胞瘤分为：Ⅲ级（间变型）和Ⅳ级（多形性胶质母细胞瘤）
- 分级基于病理检查结果。通常高级别星形细胞瘤存在更高程度的多形性、染色过深和有丝分裂

流行病学

- 原发性脑肿瘤的发病率据估计为 130.8/100 万人口
- 高级别星形细胞瘤占成人全部脑肿瘤的 80%，在美国的发病率为 2~3/10 万人口，而低级别星形细胞瘤的发病率为 0.6/10

万人口

- 低级别星形细胞瘤在年轻患者中更常见（往往在童年时期），高级别星形细胞瘤在老年患者中更常见（成人发病率在 50–59 岁最高）

发病机制

- 源自脑内细胞
- 可源自脑膜、脑和腺体

危险因素

- 肿瘤治疗的直接辐射
- 职业性放射暴露
- 遗传倾向包括：
  - 多发性神经纤维瘤病
  - von-Hippel Lindau
  - Turcot
  - Li-Fraumeni
- 某些家族风险高，但不常见

临床特征

神经系统症状往往逐渐进展，通常进展数周至数月。但是，已有突发神经系统症状的报告，如癫痫发作和视力丧失。

- 患者可出现上运动神经元体征
- 头痛
- 视力丧失
- 意识错乱
- 癫痫发作
- 肌肉无力
- 动作失调

自然史

- 在患者就医前，症状通常逐渐进展
- 肿瘤在很多时候最初被误诊为更为常见的脑血管意外，因为两者的神经系统检查结果往往是相似的

诊断

鉴别诊断

- 脑血管意外
- 脑脓肿
- 转移性脑肿瘤
- 癫痫发作

病史

- 头痛
- 癫痫发作
- 肌肉无力
- 动作失调
- 视力改变
- 认知改变

体格检查

- 详细的神经系统体格检查，包括感觉、脑神经、吞咽、言语、运动检查、反射和肌张力
- 可能需要评估认知功能

辅助检查

- MRI
- CT

潜在危险

- 在开始化疗和放疗前，需要活检病理结果
- 将原发肿瘤误诊为脑卒中

治疗

内科 / 外科 / 放疗 / 化疗

- 根据肿瘤类型进行治疗
- 脑肿瘤的治疗通常首先进行手术切除，然后进行内科治疗
- 如果肿瘤不能切除或难以切除，可能首先进行放疗
- 在保证安全的情况下，努力尽可能多的切除肿瘤，减少对神经系统的影响
- 如果肿瘤复发，对患者进行再次手术切除并不少见
- 对于脑积水，脑室腹腔分流术有时可能是必不可少的
- 手术切除可导致神经系统症状加重或新发神经系统症状。但是随着肿胀和水肿消退，患者往往会有所改善
- 放疗往往引起治疗后即刻出现的疲劳。许多患者还会出现头痛加重
- 对于高级别星形细胞瘤，目前的标准治疗是手术切除，然后进行放疗和使用替莫唑胺
    - 口服替莫唑胺化疗往往引起恶心、呕吐、食欲缺乏、体重减轻和疲劳。患者服药时可能难以主动参与治疗

运动

- 涉及神经功能缺陷的运动和治疗
- 瘫痪肢体关节活动度练习
- 日常生活活动、步行、转移和轮椅移动训练

会诊

- 物理医学与康复科
- 神经外科
- 神经肿瘤学
- 神经心理学
- 肿瘤放疗科

预后

- 根据原发肿瘤类型，预后各异
- 最常见的成人肿瘤，Ⅳ级多形性胶质母细胞瘤的平均生存期中位数为确诊或治疗后的 12~15 个月

注意

- 根据神经外科医师的指示，进行深静脉血栓的药物预防。患者处于静脉血栓栓塞性疾病的高度危险中

推荐阅读

Berger MS, Leibel SA, Bruner JM, et al. Primary cerebral tumors. In: Levin VA, ed. Cancer in the Nervous System (pp. 88–90). New York, NY: Oxford University Press; 2002.

Wen P, Schiff D, Kesari S, et al. Medical management of patients with brain tumors. J Neurooncol. 2006;80:313–332.

11　血液系统肿瘤

Benedict Konzen MD

概述

出于治疗目的，肿瘤被分为固态肿瘤或液态肿瘤。液态肿瘤指血液、骨髓和淋巴结的肿瘤。这些液态（或血液系统）肿瘤包括：

■ 骨髓发育不良疾病：骨髓三系细胞肿瘤

■ 白血病：累及白细胞的急性或慢性白血病

■ 骨髓瘤：一种浆细胞病

■ 淋巴瘤（分为非霍奇金淋巴瘤和霍奇金淋巴瘤），源自 T 淋巴细胞或 B 淋巴细胞的淋巴瘤

流行病学

■ 美国每年有 61 000 例患者被确诊为血液肿瘤

■ 液态肿瘤的病因尚不完全清楚。与慢性苯暴露（如：吸烟）和大量辐射暴露有关联

发病机制

■ 已在许多人类恶性肿瘤中发现非随机的染色体改变

　- 慢性髓性系白血病存在一致的染色体易位 t（9；22）（q34；q11），发生于所有 Ph1 阳性患者中的 93%

　- 在急性 B 细胞型淋巴细胞性白血病，均存在涉及 8q24 的染色体改变

　- 对未来的挑战是确定一致染色体易位中的基因位点

临床特征

■ 患者的症状可能不具有特异性：疲劳、体重减轻、耐力受限、

盗汗、皮下出血、腹胀（肝脾大）、骨痛、骨折、易怒和（或）意识错乱，伤口不愈合、反复感染或鼻出血

- 血液检查可显示白细胞增多或贫血
- 影像学检查可显示骨溶解性病损，或中枢神经系统弥漫性受累（软脑膜疾病）

诊断

- 确诊往往需要大量的血液检查、外周涂片、骨髓活检及抽吸、X线检查/分期。对干细胞移植进行评估，并请相关领域的专家进行辅助会诊，包括：内科、感染疾病科、心脏内科、内分泌科、呼吸内科和康复医学科

治疗

- 通常针对血液系统疾病进行治疗
- 治疗可包括已确立的化疗、放化疗方案，或新的方案/靶向治疗
- 患者最终可能需要自体（来自患者自身）或同种异体（来自HLA完全匹配）作为供体的干细胞移植

治疗副作用

- 贫血
- 血小板减少引起的出血
- 伤口和皮肤愈合差
- 感染
- 免疫抑制
- 干细胞移植患者的移植物抗宿主病
- 记忆力、注意力和自知力改变
- 脑卒中
- 化疗或放疗诱发的神经根病或神经病
- 营养不良

▪ 脱水

▪ 器官衰竭（例如：心肌病或肾功能不全）

▪ 依赖输血小板或输血

对康复治疗的提示

▪ 康复治疗需要物理治疗师、作业治疗师、心理学家、言语病理学家和营养学家的积极参与

▪ 康复医学科医师必须知晓多个生理学指标，如全血细胞减少症和电解质紊乱（如：高钙血症或低镁血症）

▪ 康复医学科医师必须知晓化疗引起的毒副作用，可能影响心脏、肾脏、神经系统和（或）认知功能

康复治疗需要关注的问题

▪ 血液系统疾病患者往往存在免疫抑制、疲劳，并可能存在持续性疼痛、抑郁、焦虑、兴趣缺失、失眠、呼吸困难和食欲减退 / 恶液质

▪ 这些患者往往会出现反复发热、感染、贫血、便秘和（或）腹泻、营养不良和脱水

▪ 疼痛的原因可能为肌肉骨骼或神经病理性。往往联合使用持续释放且快速起效的阿片类药物（吗啡、氢吗啡酮、美沙酮）和神经病理性疼痛药物（普瑞巴林、加巴喷丁、度洛西汀），以避免对疼痛的治疗不充分

▪ 存在疼痛的患者不愿意从床上或坐位进行活动。不活动可能会导致挛缩、撞击、创口（褥疮）、个人卫生状况差和感染 / 肺炎

▪ 在干细胞移植的患者中，移植物抗宿主病可能改变皮肤和关节的构造。在没有关节活动的情况下，患者可能会面临挛缩和撞击综合征等结局

▪ 便秘往往会被忽视。透彻理解患者的肠道日常管理，并且积极

进行肠道管理可极大地减少患者的痛苦和便秘相关的花费

- 贫血、营养不良和脱水的患者将会出现疲劳表现。改善这些指标,并改善患者获得治疗服务的途径,将对减轻感觉到的 / 观察到的疲劳有所帮助
- 液态肿瘤患者易出现院内感染和少见病原体感染。同种异体干细胞移植的患者特别处于风险之中,因为其免疫系统尚不成熟

注意

- 血液系统肿瘤患者需要积极的医疗护理。总体上,多数肿瘤患者需要保持健康的生活方式,包括:戒烟、减少酒精摄入、保持良好的饮食、将充分的休息和运动相结合,并试图改善生活压力
- 贫血也可能是由营养缺乏、胃肠道出血或抗凝治疗所致

推荐阅读

Adamsen L, Midtgaard J, Rorth M, et al. Feasibility, physical capacity and health benefits of a multidimensional exercise program for cancer patients undergoing chemotherapy. Support Care Cancer. 2003 Nov;11(11):707–716.

Jarden M, Adamsen L, Kjeldsen L. The emerging role of exercise and health counseling in patients with acute leukemia undergoing chemotherapy during outpatient management. Leuk Res. 2013 Feb;37(2):155–161.

NCCN.com, National Comprehensive Cancer Network. The Difference Between Liquid and Solid Tumors. Retrieved from http://nccn.com/component/content/article/54-cancer -basics/1042-liquid-versus-solid-tumors.html. Accessed February 26, 2013.

Rowley JD. Chromosome abnormalities in leukemia and lymphoma. Ann Clin Lab Sci. 1983 Mar–Apr; 13(2):87–94.

12 肿瘤骨转移：康复治疗方法

Rajesh R. Yadav MD

概述

- 肿瘤患者的骨转移可导致严重的疼痛、高钙血症、病理性骨折、脊髓压迫和功能受限

流行病学

- 在美国每年确诊的 120 万肿瘤患者中，大约 60 万有肿瘤骨转移的倾向
- 全部肿瘤患者中，30%~70% 发生骨骼受累
- 通常发生于常见的肿瘤：前列腺癌和乳腺癌患者中 65%~75%，肺癌患者中 30%~40% 有骨转移

临床特征

- 沿受累部位触诊时疼痛
- 受累关节活动度减少
- 负重能力降低
- 肌力降低，特别是对加重疼痛存在恐惧时
- 功能状态降低，包括躺下、坐和步行的能力

发病机制

- 肿瘤转移细胞侵入骨髓腔，在骨髓腔形成继发性病灶
- 可能通过 Batson 椎静脉丛、淋巴系统和血源途径播散
- 肿瘤患者骨吸收和骨形成的动态过程受到影响
- 病灶可分为溶骨性、骨硬化性或混合性
- 骨转移往往发生于中轴骨骼（包括颅骨、脊柱）和近端关节（如髋关节和肩关节）

- 乳腺癌由于刺激负责骨吸收的破骨细胞，通常产生溶骨效应，并出现射线透明区
- 即使在没有创伤的情况下，溶骨区也可能发生骨折
- 前列腺癌产生骨硬化性转移病灶。这是由于刺激成骨细胞，因而导致骨形成增加所致
- 骨硬化性病灶微结构的构造差，增加病理性骨折的风险
- 由于脊柱不稳，可能会发生脊髓压迫

危险因素

- 根据肿瘤类型，骨转移的风险各异：
  - 乳腺癌：73%
  - 前列腺癌：68%
  - 甲状腺癌：42%
  - 肾癌：35%
  - 肺癌：36%
  - 胃肠道肿瘤：5%

诊断

鉴别诊断

- 最初进行的 X 线片检查可能不能发现转移病灶，可能与局部肌肉骨骼损伤相混淆
- 由于肿瘤浸润至神经、神经根或神经丛，这些结构损伤所致的神经病理性疼痛也可产生疼痛症状

病史

- 尽管多数骨转移病灶不引起症状或很少引起症状，疼痛往往是最常见的症状
- 肿瘤患者中慢性疼痛是最常见的原因
- 疼痛表现各异，可为间断性的微痛，可为严重的锐痛及放射痛
- 夜间倾斜卧位时疼痛可能加重

- 由于转移病灶累及下半身所致的步态改变并不少见
- 脊椎转移病灶引起脊柱不稳或脊髓受压，可产生神经系统症状

体格检查

- 如果存在疼痛，可观察到关节活动度减少和肌力降低
- 患者在负重和徒手肌力检查时可出现疼痛
- 沿骨骼触诊时局部疼痛
- 神经系统受累（包括脊髓损伤），肌力降低，感觉减退
- 有多种判断骨折风险的标准，骨科会诊有帮助

辅助检查

- X 线片有可能显示肿瘤，但高达 50% 的骨肿瘤在观察到改变前可能会遗漏
- 包括 CT 扫描在内的影像学检查显示存在骨转移
- 可使用锝核素骨扫描筛查其他骨骼病灶，并测量骨重建情况。此项检查还可帮助表明病灶周围骨骼的反应。结果对肿瘤具有敏感性，但缺乏特异性。多个摄取部位可能提示肿瘤转移性疾病
- 骨骼检查可能对发现成骨性病灶有帮助，往往被用于多发性骨髓瘤和乳腺癌患者
- 血清蛋白电泳可能对诊断多发性骨髓瘤有帮助
- CT 扫描和 MRI 可进一步显示 X 线片中不好观察的病灶
- CT 扫描对评估骨皮质的完整性有帮助，在评估处于骨折风险的病灶时比 MRI 更有帮助
- 钆 MRI 扫描对发现肿瘤转移性疾病敏感，也对评估髓内和髓外受累范围、骨皮质和骨膜受累程度及软组织受累范围敏感其对评估脊柱转移瘤及周围组织最有帮助
- 在更确定性的治疗前，有时可使用骨活检对肿瘤转移性疾病进行确诊。适应证包括：出现可能的转移病灶、可疑病灶但未发现肿瘤，以及一处以上原发肿瘤病史的患者

治疗

一般临床处理

- 多学科治疗模式
- 目标包括改善一般健康状况、控制局部症状和治疗基础疾病
- 营养：
  - 在肿瘤晚期和骨转移患者，营养不良可能是需要关注的问题。患者可能有明显的体重减轻。营养不良进一步的危害，使肌力降低、疲劳、功能下降，并影响术后愈合
- 疾病的心理社会方面：
  - 疾病晚期、功能改变、疼痛和住院患者抑郁和焦虑常见。不能以较正常的方式参与社会活动、不能充分工作、面临经济压力、丧失驱动力或不能享受休闲活动同样对患者的幸福感造成损害
- 骨髓移植
- 广泛转移患者的电解质和矿物质平衡可能异常
- 避免并发症，如压疮和深静脉血栓形成是需要关注的重要问题
- 非手术治疗包括：
  - 放疗：在 80% 对放疗敏感的肿瘤患者中，可有效缓解疼痛并提供功能改善长达 1 年
  - 热消融：可作为脊柱、骨盆和长骨转移病灶放疗和手术的备选方案
  - 化疗
  - 化学消融
    - 指的是向靶病灶中注射致组织坏死性溶液，使该部位组织坏死。这些制剂包括：乙醇、高渗盐水和醋酸溶液
  - 射频消融
    - 该过程是指通过使用高频交流电产生的热能破坏小的肿瘤，在肺癌、肝癌、肾癌和骨肿瘤中最常使用

- 内分泌治疗
  - 女性：对适合的患者使用抗雌激素药物他莫昔芬和特效的芳香酶抑制药物
  - 男性：睾丸切除术、使用促黄体激素释放激素类似物（亮丙瑞林）和抗雄激素类药物可能适合
- 支持治疗措施
  - 镇痛药，包括阿片类、非甾体消炎药、皮质类甾醇类、抗惊厥药
  - 疼痛的非药物治疗：神经阻滞、手术、神经刺激和物理治疗技术
  - 双膦酸盐类药物，抑制肿瘤的骨质溶解：帕玛二膦酸和唑来膦酸
  - 针灸
- 康复治疗
  - 如果负重时疼痛或基于影像学检查存在骨折风险，往往限制关节活动和负重
  - 使用矫形器可能对限制脊柱或关节的活动有帮助
    ○ 脊柱矫形器应延伸至病灶上下数个节段
  - 使用代偿装置（如：助行器）减少负重可改善疼痛
  - 教给患者适当的康复治疗技术，并培训家庭成员，可改善功能结局

外科

■ 需要考虑的因素有：肿瘤部位、骨骼破坏范围、患者一般状况、之前进行的放疗和预期生存情况。手术标准应包括
  - 负重时疼痛
  - 神经系统受损
  - 即将发生骨折
    - 影像学检查病灶标准

- ○ 下肢 >2~3 cm
- ○ 上肢 ≥ 3 cm
- ○ 骨皮质受累超过 50%
- ○ 髓内病灶横断面直径超过 50%~60%
- 适应证包括：对非手术治疗措施无效的顽固性疼痛、存在其他治疗无效的活跃生长的肿瘤、脊柱不稳及神经系统受损
- 常用方法包括：肿瘤切除、关节置换和内固定置入和使用甲基异丁烯酸
  - 在脊柱转移瘤手术减压中，重建可能需要使用可张开的钛网，特别是在椎体切除术后。植入的多孔钛制圆筒中填充骨移植物，可通过圆筒的开口生长。可能需要钉棒系统提供额外的支撑。患者可不需要术后脊柱矫形器
  - 病理性骨折的患者可能会从手术固定中获益，可控制疼痛并获得更好的生活质量。这些骨折往往使用髓内钉治疗。但是如果骨折不适用于髓内钉，可使用长跨度的钢板
- 对于高度血管转移性的肿瘤（如肾癌）术前动脉栓塞是重要的方法
- 经皮椎体成形术和后凸成形术
  - 6 个月时，75% 的患者报告缓解

预后

- 骨转移病灶确诊后的中位生存时间因肿瘤类型而各异
- 前列腺癌或乳腺癌的生存时间可以年计算
- 相反，肺癌晚期的中位生存时间以月计算
- 同时存在骨外转移和骨转移往往比仅存在骨转移的预后差

注意

- 及早诊断和治疗可降低并发症发生率，改善功能结局

▪ 使用辅助装置减少负重，可帮助延长疼痛患者的功能

推荐阅读

Clezardin P, Teti A. Bone metastasis: Pathogenesis and therapeutic implications. Clin Exp Metastasis. 2007;24:599–608.

Coleman RE. Clinical features of metastatic bone disease and risk of skeletal morbidity. Clin Cancer Res. 2006;12:6243S–6249S.

Papagelopoulos PJ, Savvidou OD, Galanis EC, et al. Advances and challenges in diagnosis and management of skeletal metastases. Orthopedics. 2006;29:609–620.

Yu HM, Tsai Y, Hoffe SE. Overview of diagnosis and management of metastatic disease to bone. Cancer Control. 2012;19:84–91.

13　肿瘤骨转移：手术治疗方法

Annie Arteau MD, Valerae O. Lewis MD

流行病学

- 美国每年确诊的新发肿瘤病例超过 150 万例
- 50% 的病例出现骨转移
    - 骨转移中的 50% 出现在下肢和骨盆
    - 骨转移中的 20% 出现在上肢
- 25% 的癌症患者出现骨病变
- 原发部位不详的转移癌中，10%~15% 为骨转移
- 最常发生骨转移的肿瘤是乳腺癌、前列腺癌、肺癌、甲状腺癌和肾癌

孤立性骨骼病灶

- 即使已确诊恶性肿瘤的患者也不能假定病变为肿瘤转移
- 单发的肿瘤转移罕见，但是：
    - 40 岁后，发生肿瘤骨转移病灶较发生原发性骨肉瘤常见 500 倍
    - 需要鉴别继发恶性肿瘤或骨肉瘤
        - 治疗方法大不相同
- 在进行确定性治疗（包括手术）前，进行活检确诊
- 经常需要鉴别感染、骨髓瘤、淋巴瘤和代谢性骨疾病

发病机制

- 肿瘤细胞产生的 IL-6、IL-11、PTHrP 和其他介质引起破骨细胞活化、分化和骨质吸收

诊断

- 在肿瘤骨转移来源不明的情况下，完整的病史、体格检查、

实验室检查、胸腹盆腔 CT 扫描、骨扫描及活检可发现 85%
的原发肿瘤部位

病史

- 疼痛
  - 夜间痛是病理过程的特征
  - 使用一般疼痛药物通常难以缓解
  - 活动时四肢痛与骨皮质结构完整性下降相关
- 肢体
  - 关节活动时疼痛
  - 新发肿块
  - 肌力下降
  - 跛行 / 减痛步态
- 病灶向硬膜外延伸引起脊髓损害
  - 进行性无力
  - 丧失括约肌控制
  - 步态障碍
- 全身症状：通常可记录到体重减轻、盗汗和四肢无力
- 仔细进行全身系统回顾

体格检查

- 视诊
  - 步态
  - 皮肤改变或发红
  - 畸形或肿块
  - 肌肉萎缩
- 触诊
  - 压痛
  - 肌痉挛
- 关节活动度评定

- – 主动和被动关节活动度
- 完整的神经系统评定
  - – 运动检查：将无力与疼痛进行区分
  - – 感觉
  - – 反射
    - 包括会阴部和括约肌检查
  - – 血管检查

目的

- 发现原发肿瘤
- 除外非固态肿瘤来源（白血病、多发性骨髓瘤）的骨病变
- 除外骨感染
- 评估恶性肿瘤对骨髓功能、电解质平衡和营养状况的全身效应

实验室检查

- 完整的血细胞计数：骨髓发育不良可导致白细胞计数和淋巴细胞群异常
- 红细胞沉降率性（ESR）和C反应蛋白（CRP）：在感染过程、炎症或反应性过程中可能升高
- 血清和尿液蛋白电泳：多发性骨髓瘤患者中可能异常
- 肝酶和碱性磷酸酶：在消化道肿瘤和其他消化系统疾病中可能异常
- 前列腺特异性抗原（PSA）：前列腺癌骨转移常见
- 促甲状腺激素（TSH），T_4 和 T_3：如果异常，应进一步进行甲状腺恶性肿瘤相关检查
- 基本生化检查，包括血钙、镁和磷，评估原发性甲状旁腺功能亢进症、血钠紊乱和恶性肿瘤相关的高钙血症
  - – 恶性肿瘤相关的高钙血症可能是致死性的
- 白蛋白、前白蛋白水平和蛋白计数：评估营养状态

影像学检查

- X 线：金标准
  - 受累骨骼正侧位 X 线：
    - 观察病变部位近端和远端的关节
    - 同一骨骼可存在多处转移病灶
  - 快速
  - 价廉
  - 易于采用
  - 判定骨折风险
- CT
  - 评估骨皮质完整性
  - 细微的骨质破坏
  - 骨矿化程度
  - 复杂解剖部位（如：骨盆、肩带骨或脊柱）的骨质破坏
- MRI
  - 评估骨髓/骨完整性
  - 评估软组织肿物的部位和范围
    - 软组织受累范围以及与神经血管结构的关系
  - 将骨质疏松所致的骨折与肿瘤所致的骨折进行区分
  - 评估硬膜外受累范围
- 骨扫描
  - 具有敏感性，但不具有特异性
  - 评估病灶的代谢功能，而不是骨骼的结构完整性：
    - 同步显像的病灶可能是临床上不活动的病灶
    - 根据骨扫描结果，应该补充进行 X 线检查
- 骨骼检查
  - 使用不带放射性标记的骨扫描评估转移病灶
  - 对发现破骨性病灶有帮助

- 多发性骨髓瘤
- 肾细胞癌
- 肺癌
- 胸、腹、盆腔 CT 扫描
  - 在仅发现孤立性骨骼病灶的情况下
    - 评估原发疾病
    - 评估转移播散情况
  - 在已知存在恶性肿瘤的情况下
    - 评估转移播散情况 / 重新分期

治疗

肿瘤骨转移的全身治疗

- 选择最适合的细胞毒性药物进行化疗
- 对敏感的肿瘤进行内分泌治疗
- 双膦酸盐类药物
  - 与骨骼结合，促进破骨细胞凋亡
  - 抗肿瘤效应
  - 显著减少肿瘤转移患者骨骼相关事件

即将发生骨折

- 生理负荷下可能将会发生的骨折
- 应该处理骨转移病灶
  - 如果预期寿命超过 1 个月，应该手术治疗负重骨骼的转移病灶
  - 如果预期寿命超过 3 个月，应该手术治疗非负重骨骼的转移病灶

预防性固定即将发生骨折部位的获益

- 减少围术期并发症 / 疼痛
- 未被肿瘤侵袭的手术野

- 更彻底的手术操作
- 可控制
- 手术时间更短
- 恢复更快
- 住院时间更短
- 麻醉药物使用减少
- 可与内科治疗相协调

预防性手术的 Harington 标准

- 皮质骨破坏超过骨骼直径 50%
- 骨骼破坏病灶超过 2.5 cm 或干骺端的 50%~75%
- 放疗后持续性疼痛
- 预期寿命超过 1~2 个月

非手术治疗与手术治疗病理性骨折的患者选择

非手术治疗

- 无移位
- 非负重骨
- 病情危重
- 预期寿命较短

手术治疗

- 移位
- 负重骨
- 病情尚稳定
- 预期寿命较长

非手术治疗选择

- 限制活动
- 止痛药物
- 固定 / 功能支具
- 微创技术

– 射频消融、冷冻疗法
- 放疗

非手术治疗并发症
- 肌肉萎缩和肌肉无力
- 肺不张
- 血栓栓塞性疾病

需要手术治疗的情况
- 即将发生病理性骨折
- 关节破坏症状显著
- 下肢病理性骨折，预期寿命超过 1 个月
- 上肢病理性骨折，预期寿命超过 1 个月
  – 需考虑的问题：骨折类型、显著的功能受损、步行需要辅助装置、保守治疗的预期效果
- 进行性脊髓病，预期寿命超过 3~6 个月
- 非手术治疗无效

手术治疗的目的
- 缓解疼痛
- 恢复骨骼稳定性
- 恢复功能或步行

手术方式选择
- 根据部位、组织学、未受累的骨骼情况决定
- 病灶位于骨干
  – 预防性或治疗性钉/棒系统
  – 辅助性刮除和骨水泥
    • 即刻提供机械强度
    • 减少局部肿瘤体积
    • 对放疗敏感的肿瘤（如肾癌）和大的病灶有帮助
- 病灶位于骨骺或干骺端

- 刮除和骨水泥，可使用或不使用钢板固定
- 切除和体内假体重建
■ 病灶位于髋臼
- 刮除和骨水泥填充，螺纹钢板固定
- 关节切除成形术
- 综合使用骨水泥和体内假体重建
■ 转移肿瘤根治性切除术，对预后没有影响
- 肾癌例外
■ 经皮非侵入性操作（骨水泥成形术、冷冻成形术和射频消融）
- 脊柱局灶性损害
- 非负重部位（干骺端、扁平骨、髋臼）
■ 病灶位于脊柱
- 对进展为脊髓病且对内科治疗无效的硬膜外转移病灶，进行减压手术，可进行或不进行脊柱固定手术
- 对破坏脊柱结构的病灶，进行内固定

康复治疗

■ 目的：获得最大限度的无痛关节活动度、步行功能和生活质量
■ 综合康复治疗方案基于解剖部位、进行的重建手术、未受累的骨骼情况和患者整体健康状况而制订
■ 术后早期康复治疗：呼吸训练、等长肌力练习、坐位活动
■ 上肢：
- 腕关节、肘关节关节活动度练习、控制肿胀
- 在能够耐受的情况下，进行性肩关节关节活动度练习。等长肌力练习。如果进行固定，循序渐进地进行轻柔的肌力练习
  • 如果进行体内假体重建，肩关节制动
    ○ 佩戴外展位支具 6 周
    ○ 保持肩带肌肉于最短长度（收缩长度）

　　　　　○ 使瘢痕组织形成，并为假体提供稳定性
- 下肢：
  - 肌力练习
    - 股四头肌等长肌力练习、髋屈肌肌力练习
  - 活动
    - 进行重建的患者不能独立负重
    - 预防跌倒
    - 预防跟腱挛缩和压疮
  - 辅助装置
    - 肌肉控制、平衡和肌力恢复后，不再使用辅助装置
      - 一些患者需要终身使用辅助装置
  - 髋关节外展位支具或膝关节固定装置往往使用约6周，以使手术部位愈合，并预防不稳定

预后

　　肿瘤骨转移可显著影响患者的生存（表 13.1）。

表 13.1　出现肿瘤骨转移对患者生存的影响

5 年总体肿瘤生存率（%）		出现骨转移的 5 年总体生存率（%）	
前列腺癌	93	前列腺癌	33
乳腺癌	85	乳腺癌	22
肺癌	14	肺癌	2
肾癌	61	肾癌	10
甲状腺癌	95	甲状腺癌	44

- 预防性或治疗性内固定后治愈的病灶应获得无痛步行功能和关节活动
- 股骨近端或肱骨近端的体内假体重建，可缓解疼痛，但预期功能相对较差，这与切除骨骼和肌肉（肩袖、髋外展肌）有关。股骨近端切除和重建后，不稳定是需要考虑的问题

- 脊柱减压后的脊髓功能恢复情况无法预测

注意

- 低估患者的生存时间，可能导致非最佳程度的局部治疗
- 手术操作可能对患者余生的生活质量带来重要的改善，不进行手术则成为悲剧性的错误

推荐阅读

Biermann JS, Holt GE, Lewis VO, et al. Metastatic bone disease: Diagnosis, evaluation, and treatment. J Bone Joint Surg Am. 2009;91(6):1518–1530.

Body JJ, Mancini I. Bisphosphonates for cancer patients: Why, how, and when? Support Care Cancer. 2002;10(5): 399–407.

Callaway GH, Healey JH. Surgical management of metastatic carcinoma. Curr Opin Orthop. 1990;1:416–422.

Hong J, Cabe GD, Tedrow JR, et al. Failure of trabecular bone with simulated lytic defects can be predicted non-invasively by structural analysis. J Orthop Res. 2004;22:479–486.

Mirels H. Metastatic disease in long bones: A proposed scoring system for diagnosing impending pathologic fractures. Clin Orthop Relat Res. 2003;(415 suppl):S4–S13.

Rougraff BT, Kneisl JS, Simon MA. Skeletal metastases of unknown origin. A prospective study of a diagnostic strategy. J Bone Joint Surg Am. 1993;75:1276–1281.

14 神经纤维瘤病 I 型及 II 型

An Ngo DO

概述

- 神经纤维瘤病 I 型（NF1）和 II 型（NF2）是常染色体显性疾病，特征为来源于周围神经和颅神经髓鞘细胞的神经源性肿瘤，引起皮肤和骨骼变形
- 这些患者可能有很大的康复需求，而往往被忽视

病因 / 分型

- NF1：染色体 17q11.2 上 NF1 基因突变，其编码神经纤维瘤蛋白
- NF2：染色体 22q12.2 上 NF2 基因突变，其编码 merlin 蛋白

流行病学

- NF1：发病率为 1/3 000 活胎产，皮肤表现通常在出生时已显现
- NF2：发病率为 1/35 000 活胎产，通常症状起病于 18–19 岁至 20 多岁

危险因素

- 由于常染色体显性遗传，儿童从受累父母一方遗传的概率为 50%

临床特征

- 认知损害是儿童和成年最常见的神经系统症状之一。智商（intelligence quotient，IQ）通常处于平均水平以下
- 视觉 – 空间觉障碍包括视觉运动整合受损和平衡受损
- 由于周围神经上的神经纤维瘤、丛状神经纤维瘤或恶性周围神经鞘瘤引起的感觉运动轴突多神经病所致的疼痛和步态异常
- 脊髓神经纤维瘤所致的截瘫和四肢瘫

- 神经源性膀胱和肠道
- 骨骼异常（如脊柱侧凸和骨质缺损导致的假关节）也可导致功能受限
- NF2 患者由于面神经无力和听力丧失所致的言语和沟通困难

诊断

鉴别诊断

- NF1 和 NF2
- 遗传性脊髓神经纤维瘤病
- 马赛克型或节段型 NF1
- 脑干神经胶质瘤
- 马尾综合征和脊髓圆锥综合征
- 星形细胞瘤或脑膜瘤

病史

- NF1 患儿有皮肤改变，如较小年龄（甚至是出生）时明显的牛奶咖啡斑、腋窝或腹股沟部位的斑点及神经纤维瘤。其他诊断特征包括 Lisch 瘤（虹膜错构瘤）、视神经胶质瘤和骨骼异常
  - 学习障碍和注意力缺陷障碍
- NF2 患者由于前庭神经鞘瘤，表现为听力损失、平衡障碍、眩晕；由于白内障引起视力缺陷
  - 患者有多发肿瘤倾向，包括脊髓神经胶质瘤、脊膜瘤和颅神经或脊神经的神经鞘瘤

治疗

- 无法治愈这一疾病
- NF1
  - 不需要对 Lisch 瘤或牛奶咖啡斑进行治疗。因为巨大神经纤维瘤而显著影响美观的患者可切除肿瘤，但肿瘤有复发

　　　倾向

- 引起疼痛、功能缺失或快速生长的肿瘤可予以切除
- 轻度脊柱侧凸可使用矫形器治疗，快速进展的营养不良性脊柱侧凸患者进行脊柱融合
- 考虑使用双膦酸盐类药物治疗假关节和骨质疏松
- 负重训练，改善骨骼健康
- 视神经胶质瘤考虑化疗或放疗

- NF2
  - 手术切除神经鞘瘤
  - 不能切除的进展性神经鞘瘤或脊髓神经鞘瘤，进行化疗
  - 切除脊髓肿瘤和（或）对残存肿瘤或进展性肿瘤进行放射外科手术
  - 视觉 – 空间觉康复治疗

会诊

- 儿科神经病学
- 皮肤科
- 耳鼻喉科
- 遗传学
- 康复治疗
- 神经外科
- 骨科
- 整形外科
- 内分泌科
- 肿瘤放疗
- 放射科

预后

- NF1：家庭成员间表现不同，临床表现各异

- 多数患者为轻型，可正常的有意义的生活
- 主要的关注点包括由于皮肤损害所致的美观问题
- 丛状神经纤维瘤和恶性神经髓鞘瘤可能难以切除，可导致单瘫、截瘫或四肢瘫。恶性神经髓鞘瘤由于难以治疗，是引起死亡和并发症发生的重要原因

- NF2：疾病病程各异，可为进行性
  - 前庭神经鞘瘤倾向于缓慢生长，并发症主要是由于平衡和听觉障碍所致，其随时间进展恶化
  - 研究已证实确诊 NF2 时年龄较轻，生存率降低
  - 神经鞘瘤病还可引起严重的致残性疼痛
  - 对其他颅神经和脑干的损害可能会危及生命

注意

- 多数 NF1 患者可正常的有意义的生活，但最关注点为其身体的美观
- 恶性周围神经髓鞘瘤患者或复发性脊髓神经鞘瘤患者病程复杂，可能需要多次手术减压、放疗和（或）化疗，并且可能从多次住院康复治疗中获益，以解决其进行性的功能缺陷

推荐阅读

Hersh JH. Health supervision for children with neurofibromatosis. Pediatrics. 2008;121(3):633–642.

Patel CM, Ferner R, Grunfeld EA. A qualitative study of the impact of living with neurofibromatosis type 2. Psychol Health Med. 2011;16(1):19–28.

Williams VC, Lucas J, Babcock MA, et al. Neurofibromatosis type 1 revisited. Pediatrics. 2009;123(1):124–133.

Yohay K. Neurofibromatosis types 1 and 2. Neurologist. 2006;12(2):86–93.

15 脊髓压迫症

Rajesh R. Yadav MD

概述

脊髓压迫症（spinal cord compression，SCC）是神经系统急症，如果不进行治疗可导致永久性的四肢瘫或截瘫。

病因 / 分型

■ 脊髓受累可发生于原发脊髓肿瘤或脊柱转移瘤，通过肿瘤直接生长、病理性骨折引起的脊柱不稳定或血管受损所致

流行病学

■ 所有肿瘤患者中脊髓压迫症的发病率为 5%~10%

发病机制

■ 肿瘤细胞与脊柱骨髓相结合，形成脊柱受压，是转移性硬膜外脊髓压迫症的第一阶段

■ 脊髓肿瘤向前扩展，引起硬膜囊和硬膜外静脉丛受累

■ 胸髓节段最常受到肿瘤转移累及

■ 在肿瘤转移相关的皮质骨破坏情况下，椎体压缩骨折和骨碎片向后移位可导致硬膜外脊髓压迫症

■ 肿瘤从脊柱旁部位经由神经孔生长，也可导致硬膜外脊髓压迫症

■ 椎管狭窄和硬膜外静脉丛闭塞以及动静脉循环受损可导致缺血性改变

■ 炎症介质和水肿进一步损害脊髓的完整性

危险因素

- 乳腺癌、肺癌、前列腺癌和肾癌占肿瘤脊髓压迫症病例的多数
- 非霍奇金淋巴瘤和多发性骨髓瘤占肿瘤脊髓压迫症病例的 5%~10%
- 在硬膜外间隙的原发性脊柱肿瘤，包括脊索瘤、软骨肉瘤和椎体血管瘤占全部脊柱肿瘤的 1%
- 原发性肿瘤（如：星形细胞瘤和室管膜瘤）占全部髓内肿瘤的 75%
- 良性原发性硬膜内髓外肿瘤包括神经纤维瘤、神经鞘瘤和脊膜瘤

临床特征

- 疼痛是脊髓肿瘤的常见症状，仰卧位往往加重
- 脊髓肿瘤患者，肿瘤所在平面或平面以下可能出现中枢性疼痛
- 疼痛可能是包括手术在内的治疗后的主要问题，可能需要使用患者自控性镇痛法
- 除了神经损伤所致的呼吸受损外，疼痛可进一步影响正常呼吸
- 取决于脊髓压迫症相关神经功能缺陷的部位和程度，基本日常生活活动（activities of daily life，ADLs）和移动能力受损
- 完全性脊髓损伤患者，损伤平面以下出现弛缓性完全瘫痪、感觉丧失、反射消失、自主神经功能障碍
- C_5 或 C_5 以上损伤的患者，呼吸肌可能受累，可能需要使用呼吸机
- 经过数天时间，弛缓性瘫痪可变化为痉挛性瘫痪，并伴有肌张力增高和腱反射增强
- 不完全性脊髓损伤患者，运动和感觉功能不完全丧失，腱反射可活跃

- 脊髓休克期脊髓肿胀，可导致严重的神经功能障碍，经过数天可观察到改善
- 功能缺陷取决于损伤平面，并可出现各自独立的各种综合征
- 活动能力下降的患者，存在深静脉血栓、挛缩、肺炎、压疮和泌尿系感染的风险
- 可能存在肠道和膀胱排空不完全
- 马尾损伤患者，双下肢反射减弱、肢体瘫痪，在受累的神经分布区往往存在疼痛和感觉过敏
- 骶髓和脊髓圆锥受累的患者，可出现肠道和膀胱完全丧失控制能力

诊断

鉴别诊断
- 既往有损伤史的机械性腰背部疼痛
- 化疗相关的周围神经病变，导致运动和感觉障碍
- 类固醇性肌病，导致肢体近端无力
- 臂丛和腰骶丛神经丛病：肿瘤性和（或）放疗后
- 副肿瘤综合征
- 神经根病
- 放射性脊髓炎
- 横贯性脊髓炎

病史
- 背痛是最常见的主诉，83%~98% 的患者在确诊前经历过轴性或根性背痛
- 疼痛往往局限于损伤部位，经过一段时间往往呈进行性加重
- 患者由于疼痛而采取斜卧位，导致睡眠困难
- 与椎体塌陷相关的脊柱不稳定可导致机械性背痛，活动时加重
- 神经功能障碍包括：

- 肌肉无力：50%~68% 的患者在脊髓压迫症确诊时不能步行
- 感觉障碍（61%~78%）
- 肠道或膀胱障碍（57%~69%）
- 肌肉无力突然出现或迅速进展

体格检查

- 肌肉无力
- 感觉障碍
- 沿脊柱触诊疼痛
- 包括腱反射在内的反射受损
- 阵挛
- 上运动神经元病理反射
- 肛门括约肌张力降低

辅助检查

- 脊柱 MRI 是诊断脊髓压迫症最可靠的影像学检查
- PET 扫描检测脊髓压迫可能对未被怀疑为脊髓压迫症的患者有帮助
- CT 对神经外科手术或放疗至关重要
- 不能进行 MRI 的患者（如：有心脏起搏器或除颤器），可能需要进行 CT 脊髓造影
- 骨扫描可能对显示骨转换的程度有帮助，特别是对于成骨性病灶。如果发现脊柱病变，特别是对于有症状的患者，应该考虑更详细的影像学检查，包括 MRI 和 CT
- 对背痛和有肿瘤病史的患者进行脊柱 X 线片，可提供关于脊柱对线和稳定性的信息

治疗

- 皮质类固醇
  - 及早开始使用

- 尽管对生存时间没有影响，但是可改善功能结果
    - 改善疼痛
- 放疗
    - 可改善：
        - 57%~73% 患者的疼痛
        - 26%~42% 的患者恢复运动功能
        - 26%~35% 的患者恢复步行
            - 少于 10% 的完全瘫痪患者恢复步行
    - 适应证包括：
        - 对放疗敏感的肿瘤
        - 预期生存 3~4 个月
        - 不能耐受手术
        - 脊髓受压平面以下神经功能障碍的总时间超过 24~48 小时
        - 多节段或弥漫性病变
    - 往往为短期治疗，但是多发性骨髓瘤的处方为长期治疗
    - 可以在康复治疗（包括住院康复治疗）期间进行
- 手术
    - 如果患者可以接受手术，那么应该进行
    - 如果脊髓受压平面以下神经功能障碍的总时间超过 24~48 小时，患者可能不适合手术治疗
    - 手术可包括通过后路及前路切除转移病灶、内固定置入和使用甲基异丁烯酸及骨移植物
    - 目的包括：
        - 稳定脊柱
        - 脊髓减压
        - 减轻疼痛
        - 改善功能结果，包括肠道、膀胱、肌力和移动

- 尽量减少矫形器的使用
  - 对术后缺损，患者可能需要整形外科手术
    - 对于之前接受过放疗的患者可能更为复杂
  - 术后患者可能适合进行放疗
- 康复治疗
  - 改善功能、生活质量、疼痛和情绪
  - 应该根据下列情况制定功能目标：
    - 功能障碍
    - 症状
    - 预期生存时间
    - 出院计划
    - 进一步的治疗方案
    - 患者及家属的预期
  - 肿瘤转移脊髓压迫症患者的住院康复时间应该较短
  - 目的包括：
    - 培训家属进行安全的转移和日常生活活动
    - 配备适当的耐用医疗设备
    - 管理神经源性肠道和膀胱
    - 处理症状，包括疼痛
    - 帮助患者和家属应对心理上的痛苦
    - 教育患者及家属进行皮肤护理
  - 功能状况的改善可能使患者有机会进行包括化疗在内的全身治疗
  - 对存在各种症状（包括疲劳、功能状况受限）和预后差的神经源性膀胱患者，使用留置导尿管可能是可行的选择
  - 尽管由于使用阿片类药物而往往需要使用轻泻药和大便软化剂，非药物治疗（如：患者教育、建立排便时间、使用温水和手指刺激）也可能对神经源性肠道管理有帮助

预后

- 症状出现早和能够步行的患者，功能预后更好
- 生存时间中位数各异，但通常可为 2~6 个月
- 治疗后能够步行的患者生存时间中位数（7.9 个月）比不能步行患者（1.2 个月）更长
- 原发性肿瘤（包括骨髓瘤）、乳腺癌和前列腺癌的预后更好
  - 前列腺癌转移单一脊髓压迫部位、血红蛋白水平超过 120 g/L，也是良好的预后因素
- 胃肠道肿瘤和肺癌患者的生存时间（少于 3 个月）比乳腺癌和泌尿生殖系统肿瘤患者（3~5 个月）更短
- Tokuhashi 评分系统可能对进行生存预测有帮助，其参数包括一般状况、脊柱 / 脊柱外转移病灶数目、原发肿瘤部位和脊髓损伤严重程度（表 15.1）

表 15.1　Tokuhashi 评分系统

特征	评分
一般状况（功能状态）	
差（PS 10%~40%）	0
中等（PS 50%~70%）	1
良好（PS 80%~100%）	2
脊柱外骨转移病灶数目	
≥ 3	0
1~2	1
0	2
椎体转移数目	
≥ 3	0
2	1
1	2

总分
0~8 → 保守治疗
预测预后 >6个月
9~11 → 姑息性手术
• 单发病灶
• 无主要内脏器官转移
预测预后 ≤ 6个月
12~15 → 手术切除
预测预后 ≤ 1 年

（续表）

特征	评分
主要内脏器官转移	
不能切除	0
可切除	1
无转移	2
原发肿瘤部位	
肺、骨肉瘤、胃、膀胱、食管、胰腺	0
肝脏、胆囊、未发现	1
其他部位	2
肾、子宫	3
直肠	4
甲状腺、乳腺、前列腺、类癌瘤	5
瘫痪	
完全性（Frankel A，B）	0
不完全性（Frankel C，D）	1
无（Frankel E）	2

预后预测标准：总分 0~8，<6 个月；9~11，6~12 个月；12~15，>12 个月

源自：www.jkma.org/ArticleImage/1119JKMA/jkma-49-1097-i004-l.jpg

注意

- 对于新发背痛或背痛加重的存在肿瘤病史的患者，应该积极进行检查
- 疼痛可能出现于神经功能减退数月前
- 突发或快速进展的神经功能减退是神经外科急症
- 肿瘤患者脊髓压迫症的康复治疗可能受到肢体骨转移的影响（可能需要对负重和关节活动度进行限制）

推荐阅读

Abrahm J, Banffy MB, Harris MB. Spinal cord compression in patients with advanced metastatic cancer "all I care about is walking and living my life". JAMA. 2008;299(8):937–946.

Byrne TN, Borges LF, Loeffler JS. Metastatic epidural spinal cord compression: Update on management. Semin Oncol. 2006;33:307–311.

Guo Y, Young B, Palmer JL, et al. Prognostic factors for survival in metastatic spinal cord compression: A retrospective study in a rehabilitation setting. Am J Phys Med Rehabil. 2003;82:665–668.

Shiue K, Sahgal A, Chow E, et al. Management of metastatic spinal cord compression. Expert Rev Anticancer Ther. 2010;10(5):697–708.

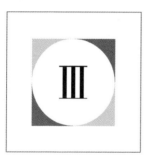

III

肿瘤或治疗相关症状

16 贫血

Etsuko Aoki MD PhD

概述

肿瘤患者贫血常见，往往与抗肿瘤药物治疗和（或）疾病进展相关。贫血是肿瘤患者疲劳的常见原因。疲劳则是生活质量（quality of life，QOL）下降的常见原因。

贫血定义为：

▓ 轻度：血红蛋白（Hgb）100 g/L 至正常值下限
▓ 中度：Hgb 80~99 g/L
▓ 重度：Hgb 65~79 g/L
▓ 危及生命：Hgb 低于 65 g/L

病因 / 分型

发生贫血可由下列因素所致：①肿瘤的直接效应；②肿瘤产物的效应；③抗肿瘤药物治疗的效应。可以存在一种以上的促成因素。

▓ 肿瘤的直接效应
    – 体外出血（消化道或泌尿生殖器肿瘤）
    – 铁吸收障碍（消化道肿瘤）
    – 体内出血（肝脏、脾脏、腹膜后、卵巢肿瘤）
    – 吞噬血细胞作用（白血病、T 细胞淋巴瘤）
    – 肿瘤细胞骨髓替换
▓ 肿瘤产物的效应
    – 自身免疫性溶血（慢性淋巴细胞白血病）
    – 微血管病性溶血
    – 纯红细胞再生障碍（恶性血液病）

- 慢性炎症性贫血
- 淀粉样变性（多发性骨髓瘤）
■ 抗肿瘤药物治疗的效应
  - 化疗
  - 引起骨髓抑制移植的放疗

流行病学

■ 肿瘤患者最常见的血液系统表现
■ 在一项来自欧洲肿瘤贫血调查的前瞻性研究中，40% 的肿瘤患者在开始治疗前存在 Hgb 低于 120 g/L，75% 的化疗患者在 6 个月内出现贫血

发病机制

■ 3 种情况应予以考虑：
  - 身体丧失红细胞（red blood cell，RBC）
  - 红细胞破坏增加：溶血
  - 骨髓内红细胞产生减少

危险因素

■ 基础 Hgb 水平低
■ 原发肿瘤部位，包括白血病、多发性骨髓瘤和淋巴瘤
■ 包含铂制剂的化疗方案
■ 女性
■ 高龄
■ 功能状态差

诊断

病史

■ 疲劳

- 劳力性呼吸困难，休息时呼吸困难（晚期）
- 继发于血压下降的心悸、"耳鸣"
- 血容量不足症状（肌肉痉挛、体位性头晕、晕厥）
- 心脏并发症（心绞痛、心肌梗死、心律失常、充血性心力衰竭）

体格检查

- 苍白
- 结膜贫血表现
- 心动过速、心律失常
- 黄疸（溶血）
- 骨压痛（骨髓浸润）
- 肝脾大
- 淋巴结病

辅助检查

- 全血细胞计数，包含平均血细胞体积（MCV）、红细胞平均血红蛋白含量（MCH）、红细胞平均血红蛋白浓度（MCHC）、网状细胞计数和白细胞（WBC）分类
- 末梢血涂片
- 铁检查，血清叶酸、维生素 B_{12} 水平
- 总胆红素、乳酸脱氢酶（LDH）、触珠蛋白
- 骨髓检查

功能影响

- 疲劳
- 日常活动耐受性降低
- 生活质量降低

治疗

- 如果存在营养缺乏（铁、维生素 B_{12} 或叶酸），予以补充
- 目标 Hgb 通常为 70~90 g/L。如果患者存在心肺症状，考虑输血以维持较高的 Hgb 水平

- 如果 Hgb ≤ 70 g/L，输注红细胞以使 Hgb 升高至大约 100 g/L
- 如果 Hgb 为 70~90 g/L，但存在症状，输注红细胞以使 Hgb 升高至大约 100 g/L；或考虑使用促红细胞生成素类药物（erythropoietin stimulating agents，ESAs）
- 输血与促红细胞生成素类药物的比较：输血可快速改善贫血相关的症状，而促红细胞生成素类药物则预期需要数周至数月才能起到有效作用。促红细胞生成素类药物可能与血栓风险相关，并且其对于由骨髓抑制性化疗所致贫血患者生存时间的改善尚不能确定
- 促红细胞生成素类药物不适用于与化疗无关的贫血（除非患者骨髓增生异常综合征风险较低，用药以避免输血）
- 促红细胞生成素类药物不适用于出于治愈目的接受骨髓抑制性化疗的患者
- 促红细胞生成素类药物不适用于仅接受放疗的患者

预后

- 某些恶性肿瘤贫血患者的预后差（由于氧合作用降低，可导致对化疗或放疗的反应差）

注意

- 监测全血细胞计数和疲劳等级，特别是在接受化疗的患者

推荐阅读

Calabrich A, Kats A. Management of anemia in cancer patients. Future Oncol. 2011;7:507–517.

Hinkel JM, Li EC, Sherman SL. Insights and perspectives in the clinical operational management of cancer-related anemia. JNCCN. 2010;8:S38–S55.

Stasi R, Abriani L, Beccaglia P, et al. Cancer-related fatigue. Cancer. 2003;98:1786–1798.

17　厌食 – 恶液质

Julio Silvestre MD，Rony Dev DO

概述

　　厌食即食欲缺乏和热量摄取减少，在慢性疾病患者中常见，包括感染、慢性疼痛和肿瘤。厌食可导致恶液质，为非本意的体重减轻，是一种代谢亢进状态，特征为进行性肌少症（骨骼肌含量减少），伴或不伴脂肪含量减少。与饥饿不同，通过增加热量摄取不能逆转恶液质。肿瘤性厌食 – 恶液质综合征严重降低患者的生活质量。

流行病学

- 60%~80% 的肿瘤晚期患者在其生命的最后一年中存在厌食。厌食可伴有恶心，可导致身体不适

发病机制

- 增加热量摄取取决于食物的适口性，其受脑神经控制，包括嗅神经、舌咽神经和面神经
- 饱食感受支配近端胃肠道的感觉性自主神经调节，包含迷走神经传入支中，其对负责进食的下丘脑产生影响
- 调控食欲的其他因素包括神经递质（5– 羟色胺、多巴胺和组胺）、生长激素释放肽、瘦素、促肾上腺皮质素释放因子、神经肽 Y 和 α – 促黑素细胞激素

危险因素

- 导致厌食的药物包括：选择性 5– 羟色胺再摄取抑制药、苯丙胺类、哌甲酯、兴奋剂（咖啡因、烟碱和可卡因）和阿片类（引起胃轻瘫）

- 慢性疼痛
- 锌缺乏
- 焦虑和抑郁

诊断

厌食症状不具有特异性，可能与内分泌、胃肠道、肾、肺、免疫、神经系统、精神疾病和其他疾病相关。

已制定视觉、数字和言语等级量表，评估厌食的主观症状。Edmonton 症状评定量表是最常使用的方法之一，将症状在 0 至 10 的数字等级上进行分级。见图 17.1 和表 17.1 及表 17.2。

病史及体格检查
- 味觉及嗅觉改变
- 口腔干燥
- 吞咽困难

辅助检查
- 饮食日记评估热量摄取情况

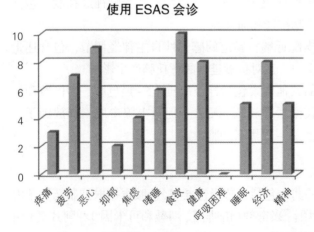

图 17.1　Edmonton 症状评定量表（ESAS）中严重厌食评级为 10

表 17.1 Edmonton 症状评定量表（修订版）

请在最能描述你现在感觉的数字上画圈：

无疼痛	0	1	2	3	4	5	6	7	8	9	10	可能的最严重疼痛
无疲劳（疲劳＝精力缺乏）	0	1	2	3	4	5	6	7	8	9	10	可能的最严重疲劳
无嗜睡（嗜睡＝感觉欲睡）	0	1	2	3	4	5	6	7	8	9	10	可能的最严重嗜睡
无恶心	0	1	2	3	4	5	6	7	8	9	10	可能的最严重恶心
无食欲缺乏	0	1	2	3	4	5	6	7	8	9	10	可能的最严重的食欲缺乏
无呼吸急促	0	1	2	3	4	5	6	7	8	9	10	可能的最严重的呼吸急促
无抑郁（抑郁＝感觉忧愁）	0	1	2	3	4	5	6	7	8	9	10	可能的最严重抑郁
无焦虑（焦虑＝感觉紧张）	0	1	2	3	4	5	6	7	8	9	10	可能的最严重焦虑
最佳的健康状况（健康＝您的总体感觉）	0	1	2	3	4	5	6	7	8	9	10	可能的最差的健康状况
无 其他问题（如：便秘）	0	1	2	3	4	5	6	7	8	9	10	可能最严重的_____

源自：翻印自 Watanabe S. A multicenter study comparing two numerical versions of the Edmonton Symptom Assessments System in Palliative Care Patients. J Pain Symptom Manage, 2011; 41(2):456-468. 翻印经过 Elsevier 允许。

表 17.2　Edmonton 症状评定量表（ESAS）中严重厌食评级为 10

疼痛	10
疲劳	9
恶心	0
抑郁	1
焦虑	5
嗜睡	3
食欲	10
健康	4
呼吸困难	0
睡眠	5

- 人体质量指数（患者体重除以身高的平方）
- 双能 X 线吸收仪或生化电阻分析测定身体成分

治疗

一般临床处理

- 对于口腔干燥的患者，经常进行口腔卫生护理、使用冷水冲洗、吸吮冰片和咀嚼无糖口香糖可能改善唾液分泌，并提供舒适感
- 对味觉下降的患者，短期尝试补充锌剂可能有帮助
- 已证实皮质类固醇疗法和醋酸甲地孕酮可改善食欲并可导致中等程度体重增加
- 一项随机对照研究比较了印度大麻、四氢大麻酚和安慰剂的效果，报告的结果为对肿瘤患者的食欲没有显著差异，生活质量也没有显著差异，但可能对 HIV 患者有帮助

心理咨询

- 应该强调与家庭成员一起进餐的快乐感和社会效益，超过对摄取营养的强调

治疗并发症

■ 醋酸甲地孕酮可能会导致副作用，如血栓栓塞、肾上腺皮质功能不全和男性患者低睾酮水平

注意

■ 开始治疗厌食－恶液质时应该集中于治疗症状，如不能控制的疼痛、便秘和情绪异常

推荐阅读

Berenstein EG, Ortiz Z. Megestrol acetate for the treatment of anorexia-cachexia syndrome. Cochrane Database Syst Rev. 2005;18(2):CD004310.

Del Fabbro, Hui D, Dalal S, et al. Clinical outcomes and contributors to weight loss in a cancer cachexia clinic. J Palliat Med. 2011;14(9):1004–1008.

Fearon K, Strasser F, Anker SD, et al. Definition and classification of cancer cachexia: An international consensus. Lancet Oncol. 2011;12:489–495.

18 无力

Ying Guo MD MS

概述

肿瘤患者的无力包括两部分：全身无力和运动耐量下降。

病因

- 全身无力可由于
  - 肌肉萎缩
  - 失用性萎缩
  - 营养不良
- 运动耐量差可由肌肉骨骼系统以外的功能障碍所致，如
  - 贫血
  - 心脏合并症
  - 肺部并发症

流行病学

- 转诊至住院康复治疗的肿瘤患者中 40%~50% 存在无力

发病机制

- 肿瘤相关的肌肉丧失或恶液质，是全世界大约两百万人的死亡原因，并严重影响生活质量
- 恶液质与细胞因子相关，如肿瘤坏死因子 α 可通过核因子 κB 信号肽触发降解通路，并激活导致肌肉蛋白分解的泛素蛋白酶体系统

危险因素

- 体重减轻

- 长时间住院或卧床
- 心脏和肺部合并症
- 高龄

临床特征

- 转移和步行困难，两项活动的功能评分通常均为中等程度或中等程度以下的辅助，并且对治疗活动耐受性下降
- 可同时存在厌食、贫血、营养不良、抑郁和其他疾病
- 平衡功能下降，跌倒风险增加

诊断

鉴别诊断

- 类固醇性肌病：肌病患者通常正在服用类固醇，髋屈肌和髋伸肌的肌肉无力更显著。类固醇逐渐减量后，功能通常会快速显著改善
- 转移癌脊髓压迫：通常为突发起病、感觉丧失、肠道/膀胱功能障碍，为临床急症

病史

- 逐渐起病，通常发生在长期疾病后
- 进行性功能障碍，功能状态进行性恶化
- 功能状态进行性恶化可影响患者进一步接受肿瘤治疗的能力

体格检查

- 四肢肌力通常大于Ⅲ级

治疗

- 增加坐位时间，可改善患者的耐力、躯干肌力，并耐受直立体位
- 解决其他同时存在的医疗问题，如贫血、营养不良、睡眠障碍、疼痛和情绪障碍

- 逐渐增加运动量和持续时间
- 教导患者进行疲劳处理
- 平衡训练

预后

- 短期住院康复治疗对改善功能状态有作用
- 门诊治疗对维持功能水平有作用
- 随疾病进展，患者的功能将会恶化
- 如果不进行治疗，患者的无力将会加重

注意

- 所有的肿瘤患者都会从某种程度的康复治疗和功能恢复中获益。由于肿瘤慢性病程的本质，会引起多次损伤（包括化疗、放疗和手术），患者应该在多次治疗之间增进其功能状态

推荐阅读

Cole RP, Scialla SJ, Bednarz L. Functional recovery in cancer rehabilitation. Arch Phys Med Rehabil. 2000;81:623–627.

Guo Y, Palmer JL, Kaur G, et al. Nutritional status of cancer patients and its relationship to function in an inpatient rehabilitation setting. Support Care Cancer. 2005;13:169–175.

Guo Y, Persyn L, Palmer JL, Bruera E. Incidence of and risk factors for transferring cancer patients from rehabilitation to acute care units. Am J Phys Med Rehabil. 2008;87:647–653.

19　自主神经系统功能障碍

Ying Guo MD MS

概述

　　肿瘤患者自主神经系统功能障碍导致的症状包括疲劳、恶液质、厌食、肠道和膀胱功能障碍及直立性低血压。自主神经系统功能障碍也可对患者的生存产生不利影响。

病因 / 分型

- 副肿瘤性全身自主神经病
- 化疗诱发的末梢多发性神经病变
- 卧床、缺乏运动
- 营养不良

流行病学

- 大约 80% 的肿瘤晚期患者存在自主神经系统功能障碍，已发现下列患者可出现自主神经系统功能障碍
  - 支气管原癌
  - 淋巴瘤
  - 白血病
  - 胰腺癌
  - 前列腺癌
  - 乳腺癌
  - 卵巢癌
  - 睾丸肿瘤

发病机制

　　肿瘤患者发病机制的假说：

- 交感神经纤维活性增加，可加速肿瘤转移
- 副交感神经活性降低，导致厌食、恶液质、失眠、膀胱和肠道功能障碍、健康感变差、抑郁和焦虑

危险因素

- 糖尿病或其他导致神经病的合并症
- 长时间住院、卧床、缺少活动
- 高龄

临床特征

- 步行困难
- 对治疗活动的耐受性下降
- 可同时存在厌食、贫血、营养不良、抑郁和其他疾病
- 跌倒相关损伤

诊断

病史

- 当患者存在直立性低血压、早饱、便秘、勃起功能障碍、厌食、疲劳或恶液质时，应该高度怀疑自主神经系统功能障碍
- 患者跌倒风险增加、功能状态下降
- 可影响患者进一步接受肿瘤治疗的能力

辅助检查

- 定量排汗轴突反射测试（quantitative sudomotor axon reflex test，QSART），定量测试排汗功能
- 自主神经系统复合评分量表（the composite autonomic scoring scale，CASS），包括 QSART、直立血压、倾斜试验时的心率反应、深呼吸时的心率反应、Valsalva 比值及 Valsalva 动作 II 期和 IV 期、倾斜试验和深呼吸过程中的每搏血压测定，为自主神经功能评定提供有用的 10 分制的量表

- 心率变异性测试，提供副交感和交感神经功能指数

治疗

一般临床处理

- 增加坐位耐受时间。开始时每日 3 次坐在床边就餐，逐渐进展至每日 3 次坐在椅子中，每次共坐 3 小时。这一简单的措施可以预防吸入性肺炎，改善患者的耐力、躯干肌力和直立姿势的耐受性
- 使用药物治疗直立性低血压
- 应同时治疗其他医疗问题，包括贫血、脱水、营养不良、睡眠障碍、疼痛和情绪障碍
- 增加迷走神经活性的活动：放松、药物、按摩、引导想象、瑜伽、深呼吸、针灸

康复治疗

- 功能性活动前激活下肢大肌群，如：原地踏步
- 增加整体肌张力
- 应逐渐增加运动量和持续时间
- 疲劳管理
- 弹力袜、腹带预防血压的大幅下降和头晕、意识丧失等相关症状
- 治疗过程中补充水分
- 经常休息
- 许多患者短期住院治疗可有效逆转直立性低血压

预后

- 随疾病进展，患者的功能可能会恶化
- 如果不进行治疗，患者可能会加重
- 心率变异性低的患者，生存期短

注意

- 及早发现症状
- 对症治疗可改善生活质量
- 增进副交感神经功能，降低交感神经紧张度

推荐阅读

Bruera E, Chadwick S, Fox R, et al. Study of cardiovascular autonomic insufficiency in advanced cancer patients. Cancer Treat Rep. 1986;70:1383–1387.

Ewing DJ, Martyn CN, Young RJ, Clarke BF. The value of cardiovascular autonomic function tests: 10 years experience in diabetes. Diabetes Care. 1985;8:491–498.

Strasser F, Palmer JL, Schover LR, et al. The impact of hypogonadism and autonomic dysfunction on fatigue, emotional function, and sexual desire in male patients with advanced cancer: A pilot study. Cancer. 2006;107:2949–2957.

Walsh D, Nelson KA. Autonomic nervous system dysfunction in advanced cancer. Support Care Cancer. 2002;10:523–528.

20　化疗：心肌病

Peter Kim MD

概述

心脏毒性，特别是发展为心力衰竭是已知的化疗相关副作用。化疗引起的心肌病是在给予化疗药物后出现的心力衰竭。

病因

▨ 最常引起心力衰竭的药物类别：
- 蒽环类
- 烷化剂
- 单克隆抗体酪氨酸激酶抑制药

流行病学

▨ 心力衰竭的发生率有赖于所使用的药物、累积剂量、服药日程和先前存在的心脏疾病
▨ 发生率为 0.5%~28%。最常见药物的发生率：
- 多柔比星：3%~26%
- 环磷酰胺：7%~28%
- 曲妥珠单抗：2%~28%

发病机制

▨ 发病机制尚未完全确定，并且每种化疗药物均有各自特殊的作用机制
▨ 每种药物的最终共同通路可能与心脏内部信号通路的紊乱相关，影响心肌收缩力，造成心肌肥大，并通过形成自由基或直接内皮损伤导致细胞死亡

危险因素

- 化疗累积剂量逐渐增加
- 给药速度快
- 年轻人或老年人
- 先前存在心脏疾病，如冠状动脉疾病和充血性心力衰竭
- 纵隔放疗照射
  - 最低 30 Gray（Gy）的照射量即与心肌纤维化、形成心包渗出和冠状动脉疾病相关

临床特征

- 患者可出现急性或亚急性血压改变、血栓形成、室性或交界性心律失常、左心室衰竭、心包炎或心肌炎
- 慢性心脏毒性可导致进行性心室收缩功能障碍

诊断

鉴别诊断

- 慢性阻塞性肺病（COPD）加重
- 急性冠脉综合征
- 肺栓塞
- 恶性肿瘤胸膜浸润或心包积液

病史

- 劳力性呼吸困难、夜间阵发性呼吸困难、端坐呼吸
- 持续性咳嗽或哮鸣
- 腹围增加
- 心悸或心律不齐

体格检查

- 颈静脉压升高
- 心脏听诊可闻及第三心音

- 肺部啰音
- 下肢水肿

辅助检查

- 心电图除外心律失常
- 胸部 X 线除外充血性心力衰竭
- 脑钠肽水平，评估左心室功能障碍
- 超声心动图
  - 关于超声心动图检查最合适的频率，尚无一致性意见的指南形成
  - 一般原则为在进行最初的治疗周期前和在随后的每个治疗周期后进行检查
  - 出现心衰症状提示应再次进行检查
- 放射性核素心室造影术（radionucleotide ventriculography，RNV）/ 多次吸收闸门控测扫描（multigated acquisition scan，MUGA）
  - 可用于替代超声心动图监测左心功能
- 冠状动脉造影除外缺血性心脏病

治疗

一般临床处理

- 治疗心衰症状：利尿药、血管紧张素转化酶抑制药（ACEI）、β 受体阻滞药
- 减少心脏危险因素
- 停用化疗药物

外科

- 同步起搏、心室辅助装置、心脏移植

运动

- 建议进行个体化方式的运动。已证实低强度至中等强度的运

动练习方案对慢性稳定性心衰有益
- 由于治疗和失去变时性储备，根据心率进行的运动可能不准确
- 耗氧量测定（VO_2 峰值）可提供功能能力的客观评估

预后

- 及时诊断化疗相关性心肌病很重要。如果未做出诊断或未予治疗，10 年死亡率可高达 75%
- 根据化疗药物
  - 蒽环类抗生素相关的心脏毒性往往是不可逆的
  - 80% 的曲妥珠单抗心脏毒性患者，经过治疗后可出现改善

注意

- 预防是避免化疗所致心肌病的最佳方式。接受治疗过程中应使用超声心动图连续对患者进行密切监测
- 如果患者出现化疗所致的心肌病，应开始标准的心衰治疗方案，使用 ACEI 和 β 受体阻滞药

推荐阅读

Ewer MS, Yeh ET. Cancer and the Heart. Hamilton, Ontario: BC Decker; 2006.

Gharib MI, Burnett AK. Chemotherapy-induced cardiotoxicity: Current practice and prospects of prophylaxis. Eur J Heart Fail. 2002;4:235–242.

Pina IL, Apstein CS, Balady, GJ, et al. Exercise and heart failure. AHA Scientific Statement. Circulation. 2003; 107:1210–1225.

Yeh ET, Bickford CL. Cardiovascular complications of cancer therapy. JACC. 2009;53:2231–2247.

21 化疗：化疗性脑病

Arash Asher MD

概述

　　肿瘤或肿瘤治疗后出现的认知改变，通常被称为"化疗性脑病"，在肿瘤患者和幸存患者中受到越来越多的关注。对非中枢神经系统肿瘤的治疗，既可导致暂时的认知改变，也可导致长期的认知改变，可严重影响患者的生活质量和职业目标。

病因 / 分型

- 化疗的神经毒性是最显然的假说之一，因此口语化的用词为"化疗性脑病"
- 但是，许多其他因素也可影响肿瘤患者的认知，包括放疗、手术麻醉、遗传因素、抑郁、焦虑、睡眠障碍、激素改变、肿瘤相关疲劳、不活动、营养改变等。因此，"化疗性脑病"可能不是这一临床问题最准确的用词

流行病学

- 高达 75% 的肿瘤患者在治疗过程中会经历认知改变
- 20%~30% 的肿瘤患者在治疗后仍会经历认知改变

发病机制

- 免疫系统功能障碍和细胞因子谱的改变是可能的病因
- 肿瘤治疗直接的神经毒性作用、氧化损伤、微栓子和遗传易感性也可能起作用

危险因素

- 年轻的肿瘤患者可能认知改变受累更显著

- 包括 APO–ε4 在内的遗传易感性
- 一些化疗药物可能神经毒性特别明显，如 5–氟尿嘧啶和甲氨蝶呤

临床特征

- 症状通常很轻微，但对患者可造成很大困扰
- 多任务处理和执行功能困难
- 检索词汇和命名困难
- 短期记忆差
- 集中注意力困难
- 处理速度减慢
- 长期记忆未受损
- 肿瘤治疗后的认知改变可能会影响人际关系、重返工作、自信心和重新融入社会

诊断

鉴别诊断

- 情绪障碍，如焦虑或抑郁
- 其他认知疾病，如早期痴呆

病史

- 认知症状出现于化疗之后，而不是化疗之前

体格检查

- 神经系统体格检查应该正常或存在非定位体征

辅助检查

- 主观评价和自我评估工具可作为有用的筛查工具（即：肿瘤治疗功能评定 – 认知功能量表）
- 神经心理学测验可能对发现各个认知领域的缺陷非常有帮助，包括执行功能、记忆力、处理速度、视觉空间技能、语言和情绪状态

▪ 如果需要，脑部影像学检查可除外其他因素，如肿瘤转移

治疗

▪ 应该处理并存的问题和促成疾病发展的问题，如睡眠功能障碍、焦虑、抑郁、肿瘤相关疲劳、热潮红等
▪ 代偿策略：时间管理、使用日程表和其他记忆辅助工具、改变工作环境、职业再训练
▪ 可尝试兴奋性药物，如哌甲酯或莫达非尼

预后

▪ 肿瘤治疗结束后 6~9 个月，80% 的患者认知功能恢复到基线水平
▪ 20%~25% 的患者可能会继续存在认知改变

注意

▪ 运动作为治疗认知功能障碍的方法，尚未在肿瘤患者中予以评估。尽管已有很好的证据表明其可改善老年人的认知功能。考虑到运动对肿瘤生存患者的其他许多获益，应该建议所有肿瘤患者进行

推荐阅读

Ahles TA, Root JC, Ryan EL. Cancer-and cancer treatment-associated cognitive change: An update on the state of the science. J Clin Oncol. 2012;30(30):3675–3686.

Asher A. Cognitive dysfunction among cancer survivors. Am J Phys Med Rehabil. 2011;90(5 suppl 1):S16–S26.

22 化疗：周围神经病变

Ying Guo MD MS

概述

神经毒性药物所致的末梢多发性神经病变，累及感觉、运动和自主神经系统。

病因 / 分型

- 导致周围神经病变的主要化疗药物是
  - 铂剂
  - 紫杉烷类
  - 长春花生物碱类
  - 沙利度胺
  - 硼替佐米
  - 伊沙匹隆

流行病学

- 化疗引起的周围神经病变（chemotherapy-induced peripheral neuropathy，CIPN）通常发生于 30%~40% 的患者，但其发病率各异，从 0~70%

发病机制

- 化学毒性可影响轴突中基于微管的功能（长春花生物碱类、紫杉烷类、伊沙匹隆）。这一类型的神经病变是可逆的
- 轴突损伤（沙利度胺）
- 背根神经节细胞凋亡（铂剂）

危险因素

- 化疗药物、治疗时间长、累积剂量高
- 同时使用其他神经毒性药物
- 老年人
- 糖尿病
- 饮酒
- 其他类型神经病变
- 遗传

临床特征

- 感觉神经病变中，感觉异常和疼痛
- 症状往往起自手指和足趾，而近端未受累，呈"手套及袜套样"分布
- 可在最初治疗后数周至数月出现化疗引起的周围神经病变
- 严重的病例中可出现共济失调和步态异常
- 双手感觉减退导致日常生活活动障碍
- 平衡障碍和共济失调导致在淋浴或夜晚的跌倒风险增加，特别是在视觉受损的患者
- 疼痛也可导致功能受限

诊断

鉴别诊断

- 危重症神经病变
- 糖尿病神经病变
- ETOH（乙醇）引起的神经病变
- 肌病

病史

- 逐渐起病，可能不可逆

- 可在开始化疗后数月起病
- 双下肢可能症状更严重

体格检查

- 感觉减退
- 异常性疼痛、感觉过敏
- 严重的病例中可出现平衡障碍和共济失调

辅助检查

- 电诊断检查将可提供感觉和运动神经功能的信息
- 定量感觉检查可提供细纤维的信息

治疗

- 对症治疗
  - 选择性 5- 羟色胺再摄取抑制药 /5- 羟色胺去甲肾上腺素再摄取抑制药
  - 加巴喷丁 / 普瑞巴林
  - 三环抗抑郁药
  - 阿片类
  - 局部用药：利多卡因、抗炎药物
- 综合治疗
  - 针灸
  - 神经刺激
  - 行为干预
  - 脱敏作用
  - 矫形器
  - 适应性装置

预后

- 取决于使用的药物及持续时间。铂剂引起的周围神经病变可能不可逆

注意

- 应将早期症状告知肿瘤科医生，减少化疗药物剂量或推迟使用可减少功能障碍
- 监测患者的功能状态，并给予所需的治疗、矫形器和适应性装置

推荐阅读

Dietrich J, Wen PY. Neurologic complications of chemotherapy. In: Schiff D, Kesari S, Wen PY, eds. Cancer Neurology in Clinical Practice. 2nd ed. Totowa, NJ: Humana Press; 2008:287.

Schiff D, Wen PY, van den Bent MJ. Neurological adverse effects caused by cytotoxic and targeted therapies. Nat Rev Clin Oncol. 2009;6:596.

Sioka C, Kyritsis AP. Central and peripheral nervous system toxicity of common chemotherapeutic agents. Cancer Chemother Pharmacol. 2009;63:761.

23 认知功能障碍

Jennie L. Rexer PhD ABPP–CN

概述

肿瘤患者认知功能障碍常见，可能是由于疾病所致，也可能是因治疗所致。

病因／分型

- 神经肿瘤患者认知功能障碍常见，并且往往是脑肿瘤患者的主要症状。病程通常与肿瘤的发展和疾病的进展相关
- 认知功能障碍也可出现在非中枢神经系统肿瘤的患者中，可由一系列病因所致，包括：代谢和神经内分泌因素及贫血、疲劳、疼痛、情绪和治疗的副作用
- 化疗、激素疗法和免疫治疗均可引起认知方面的副作用。早已认识到肿瘤患者在治疗过程中会出现认知功能减退，但是过去认为其与非神经因素（如应激或抑郁）相关。只是最近才揭示了认知功能障碍的部分神经生物学基础
- 化疗相关的认知功能障碍可为突发起病，这是由于神经毒性对脑实质的直接损伤或其他原因所致
- 化疗和脑部放疗的认知功能障碍也可为迟发起病或渐进起病，这是由于对祖细胞的损伤、髓鞘损伤和脑萎缩等所致
- 绝大多数化疗相关的轻度认知功能障碍患者将在大约 1 年时间恢复基线认知水平。但是有证据表明少数患者将会出现永久性认知功能障碍

流行病学

- 认知功能障碍是脑肿瘤患者最常见的神经系统问题，50%~80% 的患者在确诊时存在明显的认知功能障碍

- 非中枢神经系统肿瘤患者的认知功能障碍发病率和治疗效果各异

危险因素

- 年龄
- 接受大剂量化疗或高水平脑部放疗
- 鞘内使用化疗药物
- 尚不清楚此种情况下遗传易感性对认知症状所起的作用

临床特征

- 脑肿瘤患者的认知功能障碍较突发神经系统疾病（如脑卒中）患者更加多样，但严重程度更轻
- 认知功能障碍的严重程度和类型与肿瘤部位、大小和进展速度相关
- 注意力／集中力、记忆力、认知 – 运动处理速度和执行力受损并不少见
- 也可能出现神经行为学症状，如情感淡漠／启动能力减弱、易冲动和自知力损害
- 非中枢神经系统肿瘤患者认知功能障碍的临床特征极度多样
- 化疗相关轻度认知功能障碍患者的表现也非常多样，但是出现轻度学习力下降、记忆测试中提取能力下降及轻度分配性注意（如多任务处理）能力下降常见
- 存在神经认知症状的患者，可能对参加和学习康复方案存在困难，可能很难从一个康复疗程延续至下一个疗程
- 认知障碍患者同样存在家庭治疗学习困难，如伤口护理、使用假肢等；并且可能存在难以记住服药等潜在问题
- 对其认知障碍自知力差的患者可能不明白对康复治疗或安全措施的需求

诊断

鉴别诊断

- 之前存在智力或其他认知障碍
- 痴呆
- 情绪障碍

神经心理学评估

神经心理学评估是评定认知功能障碍类型、程度和进程的标准方式。评估结果对为患者提供安全的建议非常重要，如患者独立生活的能力、管理药物和财务状况的能力、驾驶和重返工作或学校的能力。神经心理学评估往往用于功能能力和功能障碍的评估。评估结果可用于出院计划、个体化治疗建议，并可帮助提高患者的依从性。神经心理学测试对区分神经系统因素和心理学因素及两者重叠的程度特别有帮助。

- 检查应包括主要的认知领域
  - 注意力
  - 记忆力
  - 视觉空间技术
  - 语言
  - 认知运动处理速度
  - 执行功能
  - 运动能力
  - 情绪 / 情感状态
- 与所有神经心理学评估一样，应该由神经心理学家选择特定的测试，以充分解决涉及的问题。特定的测试应该有效地评估预期的认知领域，并得到很好的标准化。理想状态下，进行重复评估时应该使用替代方式，以尽量减少练习效果
- 神经心理学家应解释测试结果，并提出建议
- 可由经过良好培训的技术员进行测试

- 由于对轻微的认知障碍不敏感及其他因素，筛查工具如简易精神状态检查（mini-mental state examination，MMSE）不足以对患者进行评估
- 此外，已发现患者自我报告对是否存在认知功能障碍及其程度的提示作用差
- 社交表现，如参与随意交谈的能力，也不是认知功能的可靠提示因素

治疗

- 对患者和看护人员进行关于肿瘤患者认知障碍本质的教育（包括关于与认知障碍相关的潜在安全风险的教育）非常重要
- 通常使用强调代偿认知障碍的认知康复技术，这些技术在很大程度上改良自颅脑损伤和脑卒中患者中使用的技术。但是，因为在脑肿瘤患者中观察到的认知障碍往往比颅脑损伤和脑卒中患者轻微，并且更加各异，应该注意将这些技术针对个体的患者进行应用。颅脑损伤和脑卒中的神经康复方案往往不适合脑肿瘤患者的需求
- 使用兴奋性药物可以减轻疲劳，并可能增加运动活动，但多项研究表明可能不会提高认知
- 解决可能进一步加重认知障碍的阻碍因素很重要，包括心理因素、疲劳、睡眠障碍、疼痛和药物作用

预后

- 绝大多数化疗相关轻度认知功能障碍的患者，大约在化疗完成 1 年后可恢复至基线认知水平。但是，有证据表明少数患者将出现持续性认知障碍至少 10 年。到目前为止，化疗相关轻度认知功能障碍与随后发生的痴呆之间的关系尚不清楚
- 与其他神经系统疾病（如：颅脑损伤和脑血管意外）患者群体不同，很少有关于脑肿瘤患者群体认知障碍恢复的研究。

与脑肿瘤或神经系统肿瘤相关的认知障碍的预后高度各异，取决于认知症状主诉的严重程度、疾病进展和其他许多个体因素。尽管存在差异性，但是已发现认知功能在脑肿瘤患者中具有判断预后的意义。例如，在近期多形性胶质母细胞瘤老年患者的研究中，术前存在认知障碍患者的生存率较没有认知障碍患者减少80%。此外，研究已发现认知功能下降先于影像学上的疾病进展

- 认知障碍恢复的预后与脑部放疗的晚期延迟效应相关，即在放疗后1~2年出现认知障碍的预后差。这些认知障碍更有可能是不可逆的，并且有时可能是进展性的

注意

- 认知功能障碍在肿瘤患者中常见。在任何时候患者、家属或治疗团队提出对认知障碍的关切时，应该考虑进行神经心理学测试
- 认知功能往往是重返工作、重返学校、重返驾驶能力和独立生活能力最相关的因素。神经心理学测试可用于为患者及其家属提供重要的功能建议，以提高生活质量、评估功能能力以做出医疗决策、辅助出院计划（安全性和监护建议）和残疾评估，并评估依从性差是否与认知因素相关
- 认知功能也是生活质量的重要因素，即使轻微的认知障碍也可显著影响生活质量，并导致独立性丧失。此外，遭受认知改变的患者往往会体验到痛苦的自我意识改变
- 神经心理学评估使用经过很好验证的评定工具，为测定认知功能提供客观的方式，其中可以涵盖年龄、教育程度、发病前的智商、主要语言或文化差异、失语症状等。筛检试验对轻微的认知改变不敏感，患者自我报告及社交表现往往对认知功能的提示不可靠。神经影像学检查结果也不能对认知和

功能水平提供信息

- 神经心理学数据可用于监测认知恢复及认知恢复技术的有效性

推荐阅读

Meyers CA, Perry JR, eds. Cognition and Cancer. New York, NY: Cambridge University Press; 2008.

24 颈部根治性清扫术相关的脑神经Ⅺ损伤

Ying Guo MD MS

概述

　　进行颈部根治性清扫术（radical neck dissection，RND）的患者需要切断脊髓副神经，导致斜方肌失神经支配和肩胛骨不稳。改良颈部根治性清扫术（modified radical neck dissection，MRND）和选择性颈淋巴清扫术（selective neck dissection，SND）的设计有可能避免损伤脊髓副神经，但即使使用该术式，仍可能发生脊髓副神经损伤。

病因 / 分型

- 副神经部分或完全损伤（切断颈丛筋膜下分支是颈部根治性清扫术的一部分）

流行病学

- 接受颈部根治性清扫术的患者中
  - 31% 出现严重的肩关节活动受限和疼痛
  - 41% 仅出现轻微不适
  - 28% 没有主诉

发病机制

- 斜方肌功能丧失导致肩胛骨向外侧移动，即外侧翼状肩胛

临床特征

　　患者可出现肩关节疼痛和不适、无力、关节活动度减少及进行上举挥臂活动能力降低

诊断

- 斜方肌无力
- 休息时肩关节下垂
- 不能外展肩关节超过 90°
- 翼状肩胛（外侧移位，更多出现于肩胛骨上部），肩关节外展时更明显（图 24.1）
- 不能进行上举挥臂活动

鉴别诊断

- 内侧翼状肩胛：由于胸长神经损伤导致前锯肌无力。肩关节前屈，患者推墙时，整个肩胛骨向内上方移动（图 24.2）
- 外侧翼状肩胛：由于肩胛背神经损伤导致菱形肌无力。当肩关节由完全前屈位向后伸位移动时，肩胛骨向外侧移位，特别是其下角（图 24.3）

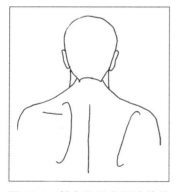

图 24.1 斜方肌无力所致的外侧翼状肩胛

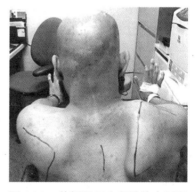

图 24.2 前锯肌无力所致的内侧翼状肩胛

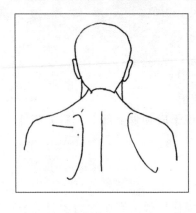

图 24.3 菱形肌无力所致的外侧翼
状肩胛

病史

- 颈部根治性清扫术，有时为改良颈部根治性清扫术和选择性颈淋巴清扫术
- 疼痛和肩关节外展受限，影响日常生活活动

体格检查

- 坐位或站位患者双臂置于体侧，可观察到领口不对称，患侧肩关节下垂
- 患者外展肩关节困难。多数患者主动肩关节外展受限于 80° ~90°
- 肩关节抗阻外展外旋引起肩胛骨向外侧移动，上角较下角向外侧移动更明显
- 脑神经 XI 完全性损伤，斜方肌肌电图检查通常显示失神经支配静息电位。慢性期随意活动时也可显示运动单位募集减少和多相运动单位电位

治疗

- 保守治疗：不是很有效
  - 物理治疗：避免胸大肌活动，肩胛提肌和菱形肌增强肌力练习

- – 经皮神经刺激
- – 外部支具，如肩关节矫形器
- – 药物控制疼痛：非甾体消炎药和阿片类药物
▪ 手术探查和神经修复
▪ 肩胛胸壁融合

预后

▪ 尚可

注意

▪ 在手术前告知患者存在神经损伤的可能
▪ 保持肩关节活动度
▪ 使用肌电图检查帮助判断预后

推荐阅读

Erisen L, Basel B, Irdesel J, et al. Shoulder function after accessory nerve-sparing neck dissections. Head Neck. 2004;26(11):967.

Kizilay A, Kalcioglu MT, Saydem L, Ersoy Y. A new shoulder orthosis for paralysis of the trapezius muscle after radical neck dissection: A preliminary report. Eur Arch Otorrhinolaryngol. 2006;263:477–480.

Krause HR. Shoulder-arm-syndrome after radical neck dissection: Its relation with the innervation of the trapezius muscle. Int J Oral Maxillofac Surg. 1992;21(5):276.

25　呼吸困难

David Hui MD MSc FRCPC

概述

  呼吸困难是在呼吸时存在困难的主观感觉，可能与窒息的痛苦感联系在一起。

流行病学

- 肿瘤晚期确诊时，20%~50% 的患者存在呼吸困难。肿瘤患者生命最后 6 周，50%~70% 存在呼吸困难

发病机制

- 下述机制可增加躯体感觉皮质内的呼吸困难感觉
  - 颈动脉内、主动脉体内和中枢化学感受器激活（PaO_2 降低、$PaCO_2$ 升高）
  - 气道、肺和肺动脉内的机械感受器、刺激性感受器、近毛细管感受器和压力感受器激活
  - 胸壁感受器激活
  - 神经通气解离（即对呼吸的驱动超过呼吸能力）
  - 杏仁核激活（如焦虑）

危险因素

- 肺癌
- 间皮瘤
- 合并症〔如：慢性阻塞性肺病（chronic obstructive pulmonary disease，COPD）〕

临床特征

- 呼吸困难，与疲劳、焦虑、抑郁和谵妄相关
- 活动能力受限
- 不能工作
- 言语中断
- 生活质量下降

诊断

鉴别诊断

- 呼吸系统：
  - 气道：气道阻塞、急性支气管炎、COPD、哮喘
  - 肺实质：肺炎、淋巴管转移癌、急性呼吸窘迫综合征、间质性肺炎
  - 血管性：肺栓塞、肺性高血压、上腔静脉综合征
  - 胸膜：胸腔积液、气胸
- 心脏：
  - 心包：心包积液、心包填塞
  - 心肌：心衰加重、心肌梗死
  - 血管：主动脉狭窄
- 腹部：腹水
- 神经肌肉：恶液质
- 全身性：败血症、代谢性酸中毒、贫血
- 心理性：焦虑

病史

- 持续性呼吸困难：强度（如：0~10 的数字等级量表，其中 0= 无呼吸困难，10= 可能的最严重的呼吸困难）、起病、性质（如：胸部紧迫感、呼吸功增加、空气缺乏、窒息）
- 间歇性呼吸困难：强度、每日发作次数、每次发作持续时间、

诱因（活动、焦虑）

- 既往和现在的治疗：阿片类药物、吸氧、支气管扩张药、类固醇、其他非药物治疗
- 影响：功能水平（如：行走距离）、避免活动
- 合并症和吸烟史

体格检查

- 重要说明：生理改变与患者呼吸困难的主观感觉仅存在轻微的关联
- 生命体征（心率、呼吸频率、血压、氧饱和度、血氧水平）
- 恶液质、使用呼吸辅助肌肉、反常呼吸、鼻翼扇动、呼噜声、恐惧眼神
- 呼吸系统体格检查
- 心脏体格检查

辅助检查

- 根据鉴别诊断、病史和体格检查进行
- 胸部 X 线
- 胸部 CT
- 超声心动图：如果怀疑心包积液

治疗

- 对因治疗
  - 肿瘤，抗肿瘤药物治疗
  - 肺栓塞，抗凝治疗
  - 肺炎，抗生素
  - 中央气道阻塞，内镜治疗
- 对症治疗
  - 阿片类药物：强有力的证据支持全身使用（而不是喷雾剂）阿片类药物可减少呼吸短促感。应将阿片类药物作为一线

治疗。用药量和逐渐增加药量方案与阿片类药物用于控制
疼痛相似
- 辅助供氧：仅对血氧不足患者减少呼吸困难有帮助。高流
  量氧气和无创通气代表着新式的氧气输送选择
- 皮质类甾醇类：可能有帮助，但是支持使用皮质类甾醇类
  药物的证据仍很有限
- 支气管扩张药：用于支气管收缩的患者
- 其他：肺康复（如：呼吸锻炼、吸气肌训练、体位引流、
  能量节省、患者教育和支持），护理措施，手提式风扇
- 姑息镇静：用于尽管尝试所有其他适当的治疗，但仍为严
  重的难治性呼吸困难的患者。仅应该在与患者/家属和医
  疗团队详细讨论后，才给予姑息镇静

预后

- 呼吸困难是肿瘤晚期患者重要的预后因素
- 静息时存在呼吸困难的患者较仅在劳累后出现呼吸困难的患
  者生存时间短，劳累后出现呼吸困难的患者较没有呼吸困难
  的患者生存时间短

注意

- 呼吸困难是肿瘤晚期患者最常见和最痛苦的症状之一
- 呼吸困难本质上往往为多因素所致。存在呼吸困难的患者不
  一定存在低氧血症。恶液质往往是被忽略的致病因素
- 应区分持续性和间歇性呼吸困难，20%的患者仅存在持续性
  呼吸困难，60%仅存在间歇性呼吸困难，`其余20%两者同时
  存在
- 建议常规进行筛查，及早由多学科团队（支持性/姑息性护理、
  呼吸医学、肿瘤内科/肿瘤放疗科、物理治疗/作业治疗）进
  行处理

■ 除非快速增加药量，否则阿片类药物不太可能造成呼吸抑制。如果患者呼吸频率降低（少于 6 次 / 分钟）、瞳孔缩小、意识水平降低，应该给予纳洛酮

推荐阅读

Ben-Aharon I, Gafter-Gvili A, Paul M, et al. Interventions for alleviating cancer-related dyspnea: A systematic review. J Clin Oncol. 2008;26(14):2396–2404.

Del Fabbro E, Dalal S, Bruera E. Symptom control in palliative care—Part III: Dyspnea and delirium. J Palliat Med. 2006;9(2):422–436.

Mahler DA, Selecky PA, Harrod CG, et al. American College of Chest Physicians consensus statement on the management of dyspnea in patients with advanced lung or heart disease. Chest. 2010;137(3):674–691.

Parshall MB, Schwartzstein RM, Adams L, et al. An official American Thoracic Society Statement: Update on the mechanisms, assessment, and management of dyspnea. Am J Respir Crit Care Med. 2012;185(4):435–452.

Viola R, Kiteley C, Lloyd NS, et al. The management of dyspnea in cancer patients: A systematic review. Support Care Cancer. 2008;16(4):329–337.

26 急症医疗问题

Samir M. Haq MD，Ahmed Elsayem MD

概述

肿瘤患者的急症不仅在诊断上带来挑战，在治疗上也带来挑战。一些急症的预后具有时间敏感性，需要立即予以注意。治疗肿瘤患者的医生必须精通这些急症，因为往往需要立即对其进行治疗。

症状和体征

胸痛

- 病因：肿瘤患者可能存在慢性胸痛，可能源自肿瘤转移至肋骨或胸膜，也可能是治疗的副作用，如开胸术后疼痛或者放疗或化疗后食管炎。但是，不应该忽视更严重的疾病，如心肌梗死。其他疾病包括：
  - 心源性：心肌梗死、主动脉夹层、心包炎
  - 肺源性：肺栓塞、气胸、胸膜炎
  - 胃肠道：胃食管反流、食管痉挛 / 破裂、胆绞痛
  - 其他：肋软骨炎、焦虑、带状疱疹
- 检查：心电图、心肌酶、全血细胞计数，可能需要胸部 CT，超声心动图
- 急诊注意事项：如果已知心脏病史或心肌梗死的危险因素，并且没有禁忌证，建议给予阿司匹林和舌下含服硝酸甘油

呼吸困难

- 病因：由于原发或转移性肺部肿瘤、肿瘤治疗（如：辐射性肺炎）或体力下降，肿瘤患者可能存在慢性呼吸短促。呼吸困难急性加重是急症，应该考虑下列鉴别诊断：

- – 肺源性：肺栓塞、胸腔积液、慢性阻塞性肺病、肺炎、气胸、
  哮喘、气道阻塞
- – 心源性：心肌梗死、心力衰竭、心包积液 / 心包填塞、心
  律失常
- – 其他：贫血、体力下降、上腔静脉综合征
- 检查：脉搏血氧测定、胸部 X 线、心电图、心肌酶，可能需
  要胸部 CT、超声心动图
- 急诊注意事项：肿瘤患者进行辅助检查前，肺栓塞的可能性
  显著高于普通人群。应降低进行肺栓塞胸部 CT 检查的阈值

精神状态改变

- 病因：肿瘤晚期，特别是老年患者是急性精神混乱状态（谵妄）
  的主要原因之一。主要原因还包括使用药物（如阿片类药物、
  苯二氮䓬类药物）或感染。其他精神状态改变（altered mental
  status，AMS）的原因包括：
  - – 神经系统：脑卒中、癫痫发作、新发脑转移病灶
  - – 感染：肺炎、泌尿系感染（urinary tract infection，UTI）、
    脑膜炎
  - – 代谢：肝性脑病、高钙血症、低血糖、高钠血症
  - – 其他：药物、低氧血症、便秘、未佩戴眼镜或助听器
- 检查：手指采血血糖测试、脑 CT 或 MRI、全血细胞计数、
  尿液分析、电解质，可能需要腰穿
- 急诊注意事项：确保患者和医务人员的安全。停止可能起作
  用的药物，并对躁动患者考虑使用抗精神病药物，如氟哌啶醇。
  一定要立即检查血糖水平，因为可迅速对其予以治疗。在老
  年患者考虑泌尿系感染、便秘或未佩戴眼镜及助听器等简单
  的可能

发热和低血压

- 病因：肿瘤患者，特别是近期接受过化疗的患者感染风险更大。

肺炎是最常见的感染。血液系统肿瘤患者（如：白血病或淋巴瘤）通常中性白细胞减少，中性粒细胞数绝对值小于500/mcl。发热可能是严重感染的早期征象，如果不立即治疗可能会危及生命。严重的感染可导致低血压和休克

- 感染：肺炎、泌尿系感染、留置静脉导管或给药系统感染、蜂窝织炎、隐匿性脓肿
- 其他：直接由恶性肿瘤所致（肿瘤热）、药物、输血、肺栓塞、神经阻滞药恶性综合征

■ 检查：全血细胞计数、血/尿/痰/留置静脉导管培养、胸部X线，仔细进行体格检查（包括对空腔、直肠周围区域和静脉导管穿刺点进行检查）

■ 急诊注意事项：直至证实为感染。中性粒细胞减少的患者可能不会出现典型的感染征象。对中性粒细胞减少的患者，立即使用广谱抗生素

出血

■ 病因：肿瘤患者通常出血风险增加。血液系统恶性肿瘤患者或近期接受化疗患者，血小板减少常见。大量出血罕见，但是有时可出现于上、下消化道或双肺。头颈部肿瘤患者，肿瘤侵犯大血管可导致严重出血

- 血液系统：化疗或恶性肿瘤侵及骨髓所致的血小板减少症，弥散性血管内凝血所致的凝血病，肝功能障碍，使用抗凝药物
- 其他：肿瘤直接侵及血管或气道

■ 检查：测定失血量。全血细胞计数，血型和交叉配血，凝血酶原时间和部分凝血酶原时间，肝功能检查

■ 急诊注意事项：使用直径大的针头获得良好的静脉通路并开始静脉补液，气管插管患者保护气道避免大量咯血

肿瘤特有急症

肿瘤转移脊髓受压

- 病因：转移性肿瘤压迫脊髓或马尾，最常涉及的肿瘤为乳腺癌、肺癌、前列腺癌和多发性骨髓瘤
- 临床表现：背痛（斜卧位往往加重）、无力、感觉改变、肠道或膀胱功能改变
- 诊断：MRI 是首选的影像学检查，全脊柱成像更适合。如果不能立即进行 MRI 检查，可使用 CT 脊髓造影
- 治疗：需要立即治疗，以保护神经功能。静脉内给予地塞米松 10 mg，之后每 6 小时给予 4 mg。需要立即请神经外科和（或）肿瘤放疗科会诊

肿瘤溶解综合征

- 病因：自发细胞坏死，或更常见的原因为治疗诱发的细胞坏死，导致细胞内物质释放。经常发生于白血病、淋巴瘤或巨大实体肿瘤的治疗过程中
- 诊断：基于实验室检查结果，高钾血症、高磷血症、高尿酸血症、低钙血症，快速进展至肾衰竭
- 治疗：化疗药物使用前和使用过程中积极补液治疗。可使用拉布立酶或别嘌呤醇降低尿酸水平。建议经常监测和纠正电解质异常

恶性肿瘤高钙血症

- 病因：转移性病灶所致的局部骨质溶解，肿瘤产生甲状旁腺激素相关肽或肿瘤产生骨化三醇（1,25- 骨化三醇）。通常涉及的肿瘤包括乳腺癌、肺癌和多发性骨髓瘤
- 临床表现：症状和体征与其他原因的高钙血症相似，包括脱水、无力、便秘、心律失常、精神状态改变和昏迷
- 诊断：血清和离子钙水平升高。测量全段甲状旁腺激素和甲状旁腺激素相关肽

■ 治疗：因为脱水常见，静脉补液治疗非常重要。可使用降钙素立即纠正症状性高钙血症，双磷酸盐类药物可用于长期治疗

推荐阅读

Breitbart W, Alici Y. Evidence-based treatment of deliriumin patients with cancer. J Clin Oncol. 2012 Apr 10;30(11):1206–1214.

Cairo MS, Coiffier B, Reiter A, et al. Recommendations for the evaluation of risk and prophylaxis of tumour lysis syndrome (TLS) in adults and children with malignant diseases: An expert TLS panel consensus. Br J Haematol. 2010 May;149(4):578–586.

Cervantes A, Chirivella I. Oncological emergencies. Ann Oncol. 2004;15(suppl 4):iv299–iv306.

Sipsas NV, Bodey GP, Kontoyiannis DP. Perspectives for the management of febrile neutropenic patients with cancer in the 21st century. Cancer. 2005 Mar 15;103(6):1103–1113.

Stewart AF. Clinical practice. Hypercalcemia associated with cancer. N Engl J Med. 2005 Jan 27;352(4):373–379.

Wilkinson AN, Viola R, Brundage MD. Managing skeletal related events resulting from bone metastases. BMJ. 2008 Nov 3;337:1101–1108.

Yahalom J, Baehring JM, Becker K, Fojo A. Oncologic emergencies. In: DeVita VT, Hellman S, Rosenberg SA, eds.Cancer: Principles & Practice of Oncology. 9th ed. Philadelphia, PA: Lippincott Williams & Wilkins; 2011:2123–2152.

27 疲劳

Sriram Yennu MD MS

概述

疲劳是肿瘤患者最常见的症状，发生率为60%~90%。疲劳也是肿瘤患者最未被予以治疗的症状之一。疲劳对患者和看护人员的生活质量都有严重的不利影响。

- 国家肿瘤综合网（National Comprehensive Cancer Network，NCCN）将肿瘤相关的疲劳定义为"使人烦恼的持续性的身体、精神和（或）认知上的主观疲劳感，或与肿瘤及肿瘤治疗相关的与活动不匹配的疲惫感，影响日常功能"

病因

- 疲劳往往是多因素所致的症状，往往存在多个原因
- 在这些患者中，相关性研究已表明疲劳和疼痛、呼吸困难、食欲减退和心理症状之间的关联
- 其他主要的作用因素包括：炎症、贫血和药物（如：抗胆碱药、抗组胺药、抗惊厥药、精神安定药、阿片类药物、中枢作用的拮抗药、β阻滞药、利尿药、抗抑郁药、肌肉松弛药和苯二氮䓬类药物）

评定

- 应该进行全面的病史和体格检查，应确定各个器官系统的潜在疾病受累情况、合并症，并指导诊断检查
- 疲劳严重程度可使用0至10分的视觉模拟评分定量
- 使用简易工具，如Edmonton症状评定量表可能对在临床和科研机构更全面地评定疲劳情况有帮助（表27.1）

表 27.1 Edmonton 症状评定量表 – 修订版

请在最能描述你现在感觉的数字上画圈：

无疼痛	0 1 2 3 4 5 6 7 8 9 10	可能的最严重疼痛
无疲劳（疲劳＝精力缺乏）	0 1 2 3 4 5 6 7 8 9 10	可能的最严重疲劳
无嗜睡（嗜睡＝感觉欲睡）	0 1 2 3 4 5 6 7 8 9 10	可能的最严重嗜睡
无恶心	0 1 2 3 4 5 6 7 8 9 10	可能的最严重恶心
无食欲缺乏	0 1 2 3 4 5 6 7 8 9 10	可能的最严重的食欲缺乏
无呼吸急促	0 1 2 3 4 5 6 7 8 9 10	可能的最严重的呼吸急促
无抑郁（抑郁＝感觉忧愁）	0 1 2 3 4 5 6 7 8 9 10	可能的最严重抑郁
无焦虑（焦虑＝感觉紧张）	0 1 2 3 4 5 6 7 8 9 10	可能的最严重焦虑
最佳的健康状况（健康＝您的总体感觉）	0 1 2 3 4 5 6 7 8 9 10	可能的最差的健康状况
无 _____ 其他问题（如：便秘）	0 1 2 3 4 5 6 7 8 9 10	可能的最严重的

源自：翻印自 Watanabe S. A multicenter study comparing two numerical versions of the Edmonton Symptom Assessments System in Palliative Care Patients. J Pain Symptom Manage, 2011; 41(2):456-468. 翻印经过 Elsevier 允许。

诊断

鉴别诊断

- 应该发现并适当治疗可逆的临床情况，如贫血、感染、疼痛、食欲减退、失眠和心理症状

治疗

- 如果原因不可逆或不明显，适合对症治疗
- 疲劳的治疗理想状态下应包括多学科团队，由临床医生、护士、心理咨询师、社会工作者、牧师、物理治疗师和作业治疗师积极参与

治疗贫血

- 对症状性贫血的最佳处理需要准确的诊断，以找出可治疗的因素（如：进行性失血、溶血或铁、叶酸或维生素 B_{12} 缺乏）
- 如果不能找出潜在的可治疗的因素，治疗选择应包括输注红细胞，或在特定的患者给予红细胞生成刺激剂（erythropoiesis stimulating agent，ESA）
- 输注袋装红细胞可至少在短期内改善由贫血所致的疲劳
- 对与肿瘤化疗相关的慢性贫血患者，使用 ESA 治疗可能对缓解疲劳和改善生活质量有帮助。ESA 可显著改善疲劳，最大治疗获益出现于血红蛋白增加至 120 g/L 时
  - 在某些患者中使用这些药物存在争议，特别是贫血与化疗无关或者是以治疗为目的的接受骨髓抑制性化疗的患者。因为需要考虑血栓栓塞副作用、较高的死亡率和可能对肿瘤治疗结果的不利影响

对症治疗

- 药物治疗方式
  - 有几种药物已在治疗肿瘤患者疲劳中证实有效
  - 缺少在这一群体中对疲劳复杂本质的良好研究，缺乏对于

肿瘤相关疲劳的研究

- 糖皮质激素
  - 初步研究发现糖皮质激素可减少肿瘤晚期患者的疲劳、疼痛和恶心等症状，改善食欲和总体生活质量
  - 在近期的一项随机安慰剂对照临床试验中，评估了 84 例肿瘤晚期患者口服地塞米松（8 mg/d，使用 14 天）的结果，可显著改善疲劳。但是，副作用限制糖皮质激素的长期使用。多数药物毒性的严重程度是与剂量相关的。在一些患者中观察到的副作用包括感染、鹅口疮、失眠、情绪不稳、肌痛和血糖升高
- 精神兴奋药
  - 疲劳和抑郁均可通过使用精神兴奋药治疗，包括右旋安非他命、哌甲酯或莫达非尼
  - 精神兴奋药起效迅速，并且通常耐受性和安全性良好
  - 所有可获得的证据表明，哌甲酯和莫达非尼对严重疲劳患者有益，而对轻至中度疲劳患者的获益较少
  - 哌甲酯通常每日早饭和午饭时给药两次，以减少夜间失眠（起始剂量为 5 mg，每日两次）
  - 莫达非尼通常每日清晨给药 1 次，剂量为 200 mg
- 补偿替代医疗：初步研究已表明西洋参和瓜拉那对治疗肿瘤相关疲劳的有效性。但是，需要进一步进行长期安全性研究，特别是关于与人参之间潜在的药物相互作用的研究
- 非药物治疗方式
  - 运动
    - 体力活动对保持健康感觉和提高生活质量非常重要
    - 已发现在治疗或延长生命治疗的过程中或结束后进行运动（有氧运动或耐力运动，至少每周 150 分钟），对改善肿瘤相关疼痛有效

- 行为及心理社会干预
  - 多项随机对照临床试验已证实，（集体和个体）支持性措施，如教育和压力管理小组、心理应对策略训练和行为干预措施，对肿瘤患者管理其疲劳有帮助
- 对难治性疲劳，采用多方式干预措施：
  - 对于难治性疲劳患者，可能会从药物和非药物治疗联合干预中获益。应该进行个体化认知行为治疗、增加体力活动和旨在对抗炎症的药物治疗及针对改变身体成分的治疗

注意

- 疲劳往往是多方面的症状
- 如果不能发现特定的原因，建议采用药物治疗（如：尝试使用地塞米松或哌甲酯）和非药物治疗（如：运动、认知行为治疗）联合的方式

推荐阅读

Berger AM, Abernethy AP, Atkinson A, et al. Cancer-related fatigue. J Natl Compr Canc Netw. 2010;8:904–931.

Bruera E, Yennurajalingam S. Challenge of managing cancer-related fatigue. J Clin Oncol. 2010;28:3671–3672.

28 急性白血病患者中性粒细胞减少伴发热

Khanh D. Vu MD

概述

中性粒细胞减少定义为中性粒细胞数绝对值（absolute neutrophil count，ANC）少于 500/ml 或 ANC 少于 1 000/ml 但快速下降。发热性中性粒细胞减少或中性粒细胞减少性发热定义为中性粒细胞减少伴：

- 单次体温升高超过 38.3℃
- 体温超过 38℃持续超过 1 小时
- 24 小时内 3 次或 3 次以上体温超过 38℃，两次间隔至少 4 小时

▪ 血液系统恶性肿瘤和干细胞移植患者被认为是高危类型

病因

▪ 中性粒细胞减少可能与疾病和（或）治疗相关
▪ 中性粒细胞减少的发生、程度和持续时间取决于化疗药物对骨髓抑制的情况。治疗急性白血病常规需要强效的细胞毒性化疗，因此大多数急性白血病患者出现中性粒细胞减少

流行病学

▪ 发热性中性粒细胞减少的患者中，仅有 30% 可找到感染源。一般认为确定的感染中大约 80% 源自患者的内源性菌丛

发病机制

▪ 由于宿主防御能力受损，发生发热性中性粒细胞减少，包括：
- 疾病相关的中性粒细胞功能障碍
- 细胞免疫及体液免疫改变

- 治疗相关的中性粒细胞减少
- 黏膜层改变（主要为消化道）
- 皮肤完整性改变
- 贫血
- 血小板减少症（伤口愈合能力差）

危险因素（发热性中性粒细胞减少）

- 60 岁及 60 岁以上
- 白血病复发或难治性白血病
- 细胞毒性化疗
- 大剂量皮质类固醇
- 脾切除术
- 留置中心静脉导管（central venous catheter，CVC）
- 按经验预防性使用抗生素，特别是喹诺酮类
- 输注血液制品

临床特征

- 经常成为感染灶的部位是口咽、胃肠道、鼻旁窦、双肺、泌尿道和皮肤（特别是会阴部、直肠周围和血管导管穿刺部位）。症状和体征通常与这些部位相关。因为中性粒细胞减少改变宿主的炎症反应，最初的感染症状和体征可能非常轻微或隐匿
- 寒战可能先于发热，并可能持续至出现发热
- 使用皮质类固醇的患者或老年患者可能不出现发热
- 老年患者可能出现嗜睡和意识模糊

诊断

病史

- 记录与感染风险增加相关的因素，包括年龄超过 65 岁、恶性肿瘤的类型和分期、化疗方案和合并的器官功能障碍

体格检查

- 定位感染的症状和体征，记录生命体征和即将出现败血症的征象

辅助检查

- 全血细胞计数、血小板和分类（ANC= 总白细胞数 × 中性粒细胞百分数）
- 血培养：如果患者使用中心静脉导管，应该同时进行导管外和外周部位的血培养
- 与临床相关的其他适当部位的培养（如：痰、鼻洗出液、尿、便培养找难辨梭菌）
- 如果临床需要，进行巨细胞病毒抗原检测或分子扩增测定
- 胸部 X 线
- 如果需要，进行其他影像学检查，如窦道 CT、胸部 CT 或腹部及盆腔 CT
- 如果临床需要，应该进行皮肤活检或支气管镜检查

治疗

- 治疗白血病患者的发热性中性粒细胞减少时，应请白血病专科医生、专业人员或感染疾病科医生会诊进行讨论，或请其帮助治疗
- 对病情稳定的患者，初始治疗时适合使用单一药物治疗（第三代或第四代头孢菌素或碳青霉烯）可能更有效
- 对于存在革兰阴性菌败血症临床征象的患者，联合用药（如：第三代或第四代头孢菌素或碳青霉烯加氨基糖苷类或氟喹诺酮类）
- 在存在导管相关感染、黏膜炎、其他皮肤或软组织感染征象、怀疑为革兰阳性菌肺炎、已知存在青霉素耐药的肺炎球菌或甲氧西林耐药的葡萄球菌定殖、血流动力学不稳定或存在败

血症征象的情况下,应使用覆盖革兰阳性抗菌谱的抗生素(如:万古霉素、达托霉素或利奈唑胺)

- 往往继续使用抗病毒和抗真菌治疗,作为预防或按经验的强化治疗。应该分别使用特异性的抗病毒和抗真菌药物治疗已发现的病毒和真菌感染
- 在白血病专科医生、专业人员或感染疾病科医生会诊时,应该考虑使用生长因子(G-CSF 或 GM-CSF)和(或)输注白细胞

预后

- 发生并发症的风险与中性粒细胞减少的程度和持续时间相关(ANC 越低、中性粒细胞减少持续时间越长,并发症风险越高)。其他可能增加并发症发生率和死亡率的因素包括:高龄、严重的独立存在的合并症和(或)未得到控制的复发性、难治性白血病

注意

- 不需要将患者进行保护性隔离。但是应该遵从手卫生和标准的屏障保护措施。病室内不允许放置(新鲜的或干燥的)植物和花。存在可能接触感染性疾病症状和体征的家属或医护人员,应被限制暴露于患者环境
- 强化化疗后,中性粒细胞最低值和恢复情况因不同的化疗药物而各异。中性粒细胞计数最低值往往出现于 14 天左右。对于急性淋巴细胞性白血病患者,ANC 恢复至超过 1 000/ml 可能出现于 21 天。而对急性髓性白血病患者,往往更为延后。复发性、难治性白血病患者往往存在持续性中性粒细胞减少
- 随中性白细胞计数恢复,感染(如:皮肤感染和肺炎)可能会暂时加重
- 慢性白血病患者发生巨细胞病毒感染更常见,但是也可发生

于急性白血病患者。患者可能除了发热之外无其他症状，或者可能出现一系列炎症，如视网膜炎、肝炎、脑炎。在干细胞移植后的患者或血小板计数突然减少的患者，考虑此种可能

■ 对接受 4~7 天广谱抗生素治疗后仍发热的白血病患者，应怀疑存在侵袭性真菌感染，特别是急性髓性白血病的患者

■ 达托霉素对肺部感染不是非常有效，还可能导致肌病。因此对接受其他可能导致肌病药物（如：他汀类药物）的患者，应监测肌酸磷酸激酶，并谨慎使用

推荐阅读

Feifield AG, Bow EJ, Sepkowitz KA, et al. Clinical practice guideline for the use of antimicrobial agents in neutropenic patients with cancer: 2010 update by the Infectious Diseases Society of America. Clin Infec Dis. 2011; 52:e56-e93.

O'Brien S, Thomas DA, Ravandi F, et al. Results of hyperfractionated cyclophosphamide, vincristine, doxorubicin, and dexamethasone regimen in elderly patients with acute lymphocytic leukemia. Cancer. 2008; 113(8):2097-2101.

29　游离组织移植

Edward I. Chang MD, Julie A. Moeller PT DPT, David W. Chang MD

概述

　　游离组织移植后，康复治疗是患者恢复过程的重要组成部分，以恢复活动度和日常生活活动能力。精确的治疗方案取决于供区和受区的部位。

供区注意事项

腹直肌肌皮瓣（TRAM）或腹壁下动脉深穿支（DIEP）腹部供区

- 避免提重物和（或）重体力活动至少6周，注意腹部情况至少6周，以减少形成疝或膨出的机会
- 保持一定的屈髋角度，以避免皮肤缝合处的张力，直至外科医生解除限制

游离腓骨骨皮瓣供区

- 如果供区进行皮肤移植，供侧下肢不负重，直至外科医生解除限制
- 始终保持下肢抬高5~7天，特别是如果供区进行皮肤移植
- 将下肢置于依赖体位进行短时间的摇摆训练，在整形外科医师和治疗师的指导下进展训练方案

大腿前外侧或股薄肌供区

- 对负重状态或步行没有限制

前臂游离供区

- 始终保持上肢抬高
- 夹板固定上肢于中立位（腕关节伸展、掌指关节屈曲、指间关节伸展或手指不固定）1~2周，直至皮肤移植物愈合

- 皮肤移植愈合前，避免上肢负重 1~2 周

受区注意事项

乳腺受区

- 手术后穿戴无钢圈支撑内衣 2~4 周
- 乳房重建侧上肢部分负重，直至外科医生解除限制

头颈受区

- 床头抬高 30°
- 限制转头或屈伸。保持头部于中线
- 颈部周围无线结、导管、鼻套管

肢体受区

- 始终保持重建侧下肢抬高
- 肢体近端周围不穿紧身衣物、不使用夹板或支具，因为其可产生止血带效应危害皮瓣的血供
- 与矫形外科医师及治疗师协商放置夹板或支具，以在不产生压迫的情况下固定肢体
- 重建侧肢体不负重
- 在整形外科医师和治疗师的指导下决定是否使用摇摆训练方案

注意

- 重体力活动和运动可增加血压，并导致可能危害皮瓣血供的出血和血肿，可能将乳房重建患者置于形成疝或膨出的风险之中
- 将肢体过快置于依赖体位，将导致肿胀，可能使皮瓣充血或由于水肿导致皮肤移植愈合差
- 头颈部接受游离皮瓣移植的患者，颈部终末关节活动度可能会增加吻合口裂开、扭折或撕裂的机会

30　胃肠道：便秘

Carolina Gutierrez MD

概述

质硬粪便，很少排便或难以排便。

- 每周排便少于 3 次
- 质硬粪便
- 排便时使劲 / 难以排便
- 排便不尽感
- 不产生急迫感
- 很少出现急迫感

病因 / 分型

- 结构性：梗阻、盆腔肿物、放射性纤维化、肛门直肠疼痛
- 药物相关：阿片类药物副作用、抗胆碱能药物、化疗（长春花生物碱类）、其他药物
- 代谢性：糖尿病、甲状腺功能减退、脱水、高钙血症、低钾血症
- 神经性：脑肿瘤、脊髓受累、马尾综合征、周围神经系统受累
- 与疾病进展相关：精神状态改变、患者移动能力减低、肿瘤转移（梗阻、压迫）、胃肠活动减低
- 进食相关：饮食改变、膳食纤维摄入减少、脱水
- 无力、不活动
- 意识错乱、抑郁
- 不熟悉厕所布局、缺少无障碍设施、没有去厕所的能力

流行病学

▨ 普通人群
  – 转诊至姑息治疗的患者中 40% 受累
  – 使用阿片类药物治疗的患者中 90% 受累
  – 北美便秘的患病率为 2%~27%
  – 老年患者和女性更常见

病理生理

▨ 正常肠道运动包括下列因素的协调活动：
  – 肠道活动：环状收缩和纵向收缩
    • 中枢神经系统
    • 周围神经系统
      ○ 交感神经系统：存储
      ○ 副交感神经系统：结肠运动
      ○ 躯体神经支配
    • 肠内在神经系统
      ○ 黏膜下丛
      ○ 肠系膜神经丛
  – 黏膜运输：肠道运输时间延长可导致肠道内容物脱水
  – 排便反射

发病机制

内源性或外源性进程可使肠道活动、黏膜运输和（或）排便反射失去调节。

诊断

诊断可使用罗马 III 诊断标准。

▨ 过去 3 个月中至少 1/4 的排便过程中存在下列 2 项或 2 项以上的症状：

- 排便时使劲
- 质硬粪便
- 排便不尽感
- 堵塞感
- 使用手工操作（手指排便、盆底支撑等）
- 每周排便少于 3 次

鉴别诊断

- 肠梗阻
- 憩室炎
- 肠易激综合征
- Crohn 病
- Ogilvie 综合征

病史

- 对之前排便习惯的认识
- 排便日志
- 腹胀、坠痛、腹痛或背痛
- 食欲减退、恶心和（或）呕吐
- 尿潴留 / 尿失禁
- 谵妄 / 意识错乱
- 充溢性腹泻

体格检查

- 腹部体格检查：腹部膨胀、变硬、压痛、肠鸣音
- 直肠检查：视诊、直肠指诊（中性粒细胞减少及血小板减少患者应小心）

辅助检查

- 腹部 X 线：可显示粪便量及其在结肠中的部位，并可除外肠梗阻
- 代谢检查，包括血钙

- 结肠镜检查，除外恶性肿瘤和（或）解除嵌塞

治疗

- 教育
  - 排便训练
  - 生物反馈
- 纠正医学问题，包括代谢异常
- 充分水化
- 改变环境因素
  - 无障碍厕所
  - 床旁便桶
- 饮食改变
  - 膳食纤维（可增加膨胀）
  - 增加经口摄入西梅等
- 药物
  - 膨胀成形剂：甲基纤维素、蚤草、聚卡波非
  - 大便软化剂：多库酯钠
  - 渗透剂：乳果糖、聚乙二醇、山梨醇、枸橼酸镁、硫酸镁、硫酸钠
  - 润滑剂：液状石蜡
  - 刺激剂：蒽醌类（番泻叶、波希鼠李皮）、比沙可啶
  - 促肠道运动药物：甲氧氯普胺
  - 阿片类拮抗药：甲基纳曲酮、纳洛酮
- 栓剂 / 灌肠剂（中性粒细胞减少及血小板减少患者应小心）
- 解除嵌塞（中性粒细胞减少及血小板减少患者应小心）
- 举例：阿片类药物引起的便秘
  - 第 1 步：大便软化剂和（或）轻泻药
  - 第 2 步：渗透剂

－ 第 3 步：栓剂 / 灌肠剂

注意

▪ 在开具阿片类药物处方时，始终告知患者关于便秘的预防措施
▪ 便秘是患者的主观主诉，需要详细的评估
▪ 便秘可表现为充溢性腹泻、恶心、食欲减退、头痛、肩痛或背痛

推荐阅读

Mancini I, Bruera E. Constipation in advanced cancer patients. Support Care Cancer. 1998; 6(4):356-364.

Wald A. Pathophysiology, diagnosis and current management of chronic constipation. Nat Clin Pract Gastroenterol Hepatol. 2006; 3(2):90-100.

31 胃肠道：吞咽困难

Jan S. Lewin PhD BRS–S

概述

解剖和（或）神经中断，影响生物力学、神经生理学和感觉的复杂相互作用，妨碍进食过程中食物和水从口腔进入胃部的准备和运输。

- 四阶段或四期
  - 口腔准备期（随意、咀嚼、操作和成形）
  - 口腔期（随意、向后推进食团至口咽部）
  - 咽期［随意及非随意、引发或触发吞咽反射（主要为第Ⅸ对脑神经）、气道保护、食团进入颈段食管］
  - 食管期（非随意、食团运输至胃部）
- 口咽吞咽仅包括上述前 3 个阶段

流行病学

- 部位特异性的患病率
  - 头颈部肿瘤：肿瘤确诊后 3 年内，为 40%
  - 脑肿瘤：26% 存在急性吞咽困难，去世前为 85%
  - 食管癌：手术后为 25%
- 可能是头颈部、胸部或脑肿瘤患者最先出现的症状

病因

- 通常不是由单一的因素所致，而是由于肿瘤本身和治疗带来的多种因素所致
- 与部位相关（头颈部、神经系统和胸部）
- 与治疗相关（手术、放疗、化疗）

- 严重程度受多因素影响，表现各异（治疗效果的累积、急性与长期生理改变）
- 原因：口腔干燥、黏膜炎、反流、吞咽痛、牙关紧闭症、味觉障碍、嗅觉障碍、淋巴水肿、纤维化、神经病变、药物相互作用、全身毒性、解剖改变和感觉及运动障碍
- 突发（创伤性）与逐渐起病（渐进性、肿瘤性）

危险因素

- 疾病部位（脑干、口咽、下咽、鼻咽、声门上区）
- 神经肌肉疾病（多发性硬化、帕金森病、小脑疾病）
- 头颈部手术
- 头颈部淋巴水肿
- 结缔组织病（硬皮病）
- 糖尿病
- 精神 / 认知 / 意识状态改变
- 气管造口术
- 辐射（头颈部、上呼吸消化道、肺部、脑部、纵隔）
- 喉返神经 / 喉上神经损伤（真性声带运动、喉部感觉）
- 物质滥用
- 吸烟
- 严重的体力下降 / 恶液质

症状和体征

- 感觉上不能识别食物
- 不能控制和操作食物或唾液（垂涎）
- 咳嗽（吞咽前、过程中、后）
- 反复发作肺炎
- 营养不良

- 脱水
- 依赖管饲
- 体重减轻
- 咯咯声，"湿性"音质
- 鼻反流
- 气哽及作呕
- 进餐时间分泌物增加
- 患者报告的吞咽问题

吞咽的事实与误解

- 误吸是症状，而不是诊断（必须判定潜在的病因）
- 误吸并不总是妨碍经口进食
- 应该避免延长禁食状态时间（吞咽功能失调）
- 长时间吞咽困难患者，需要使用胃造口术导管，其可允许进行吞咽康复治疗
- 气道保护并不仅依赖真性声带运动
- 真性声带运动瘫痪的声带内移术，并不能总是终止误吸
- 真性声带运动瘫痪，特别是单侧瘫痪，并不总是妨碍安全的吞咽
- 气管切开插管限制喉部和气管的运动，但并不总是增加误吸的风险

诊断

- 严格确定适合康复治疗的患者和治疗计划
- 在肿瘤相关功能障碍和处于治疗相关功能障碍风险的患者，应尽早开始治疗

病史

- 回顾诊断和治疗

- 患者和家庭访谈

体格检查

- 临床吞咽评估（口腔吞咽机制检查，吞咽观察）
- 吞咽生理学器械评估的主要类型
  - 改良钡餐（modified barium swallow，MBS）检查、透视检查（最广泛用于评估整个口咽吞咽过程，不是标准的钡餐检查）
  - 纤维内镜吞咽评估（fiberoptic endoscopic evaluation of swallowing，FEES）、电子内镜检查（缺点：内镜妨碍吞咽的口腔期、必须通过生理学推断）
- 仅进行诊室或床旁吞咽观察，患者报告的结果或功能能力评定，不是吞咽能力的可靠指标［不能除外无症状（无感觉的）误吸］

治疗

- 旨在纠正特定目标的各种技术
- 需考虑的患者情况
  - 病情／功能能力状态
  - 疾病的严重程度
  - 生活质量
  - 存活（带瘤生存）还是临终关怀（姑息治疗）
- 类型
  - 直接
    - 康复治疗／恢复：永久效应（肌力练习、生物反馈）
    - 代偿：暂时效应（姿势／适应、对策、饮食改变）
    - 姑息治疗：生活质量效应（舒适／快乐、鼓励安全性、减少风险）
  - 间接

- 在不需要患者特别参与的情况下，改变吞咽生理学
- 内科或手术治疗（上腭假体、声带内移术、食管扩张）

预后

- 及早进行吞咽评估，基于器械检查的针对性干预措施非常重要
- 成功的治疗和康复有赖于强有力的多学科专家处理团队
- 长期结果受下列因素影响：疾病部位、肿瘤治疗类型、吞咽功能障碍持续时间和针对性吞咽干预措施和监测措施
- 患者对吞咽练习方案的依从性和坚持性，对治疗获得成功至关重要
- 基于不准确的吞咽诊断的治疗，是无效和无用的

推荐阅读

Davie GL, Barringer DA, Lewin JS. Rehabilitation of speech and swallowing of patients with tumors of the skull base. In: Hanna EY, ed. Comprehensive Management of Tumors of the Skull Base. New York, NY: Informa Healthcare/Taylor & Frances; 2009:183-187.

Francis DO, Weymuller EA, Parvathaneni U, et al. Dysphagia, stricture, and pneumonia in head and neck cancer patients: Does treatment modality matter? Ann Otol Rhinol Laryngol. 2010; 119(6):391-397.

McCabe D, Ashford J, Wheeler-Hegland K, et al. Evidenced based systemic review: Oropharyngeal dysphagia behavioral treatments. Part IV – Impact of dysphagia on individuals' postcancer treatments. J Rehabil Res Dev. 2009; 46(2):205-214.

McLarty AJ, Allison J, Deschamps C, et al. Esophageal resection for cancer of the esophagus: Long-term function and quality of life. Ann Thorac Surg. 1997; 63(6):1568-1571.

Mukand JA, Blackinton DD, Crincoli MG, et al. Incidence of neurologic deficits and rehabilitation of patients with brain tumors. Am J Phys Med Rehabil. 2001; 80(5):346.

Pace A, Lorenzo CD, Guariglia L, et al. End of life issues in brain tumor patients. J Neurooncol. 2009; 91(1):39-43.

Rosenthal DI, Lewin JS, Eisbruch A. Prevention and treatment of dysphagia and aspiration after chemoradiation for head and neck cancer. J Clin Oncol. 2006; 24(17):2636-2643.

32　胃肠道：营养和肠道管理

Benedict Konzen MD

概述

　　肿瘤治疗是多因素的。如何很好地吸收营养素取决于肿瘤的类型、部位及局部或肿瘤转移的情况。基线营养状态、合并症因素（包括便秘、甲状腺疾病、糖尿病、心血管状态）和预期进行的肿瘤干预措施（手术、放疗、化疗/药物）及并发症（粘连和纤维化）均起作用。

病因

- 生物化学改变
- 治疗诱发的心理相关的呕吐和饱食感，由于药物和化疗所致的味觉改变
- 胃肠活动改变：阿片类药物、皮质类固醇类药物、放疗
- 手术：口腔鳞状细胞癌进行下颌骨切除术，Ivor-Lewis 食管切除术，Roux-en-Y 形食管空肠吻合术，回肠造口术，结肠造口术，导致饮食、消化和排泄改变
- 放疗：导致黏膜吸收及活动改变，可能出现肠梗阻的粘连和神经血管受损

流行病学

- 每年有 275 000 人被确诊为胃肠道肿瘤，其中 136 000 例死亡
- 美国癌症学会估计 2009 年胃肠道肿瘤占全部新发肿瘤的 19%，占肿瘤死亡患者的比例超过 24%
- 结直肠癌是美国男性和女性中第三常见的肿瘤，占美国全部肿瘤死亡的 9%

发病机制

- 阿片类药物引起口腔干燥症，与胃肠道内的 μ 受体相结合，减少胃肠道活动。这可能会引起恶心及早饱感，最终出现呕吐
- 经口液体摄入受限或不足，导致顽固性便秘。粪便干燥，不能通过肠道蠕动排泄。梗阻周围流动的软质粪便往往被误认为腹泻
- 经口进食营养差，导致膳食纤维摄入和肠道调节受限。基本的食物、蛋白质、碳水化合物和脂肪摄入受限
- 口咽和食管的放疗效应可导致黏膜炎和纤维化，患者可出现吞咽困难和（或）胃食管反流
- 外科手术和放疗均可导致食管和气道之间的纤维性粘连。可能出现狭窄或气管食管瘘，随后发生出血或吸入性肺炎
- 肿瘤脊柱转移、创伤性脊髓损伤或脊髓解剖改变（如：放疗引起的纤维化所致的拴系）

临床特征

- 营养摄入受限
- 经口饮水受限
- 手术、化疗、放疗或药物治疗所致的内稳态改变
- 不活动导致并发症发生率增加，如肺炎、静脉淤滞、肺栓塞和便秘
- 尽管使用食欲刺激药（梅格施、皮质类固醇、瑞美隆、屈大麻酚），恶液质可能进展

治疗

- 熟悉肿瘤类型、器官系统受累情况和体重减轻 / 腹水 / 第三间隙液体增加量非常重要
- 营养计划是关键。了解前白蛋白、总蛋白、白蛋白水平很重

要。必须计算理想体重和额外的营养需求。热量消耗随发热、手术恢复而增加，并且在细胞修复和生长发育过程中增加。应该尝试使用蛋白质补充剂（benefiber）、基于肾脏或糖尿病的补充剂（如：enlive，glucerna）。充分的液体摄入非常重要。心动过速可能是由脱水和（或）贫血所致

- 必须回顾分析实验室检查数据。血尿素氮升高可能是出血和脱水的信号

- 营养学家应遵循热量/饮食需要，并在需要的时候介入治疗

- 在食欲减退或呕吐严重的情况下，患者可能需要放置经皮内镜胃造瘘管或全胃肠外营养/胃肠外支持

- 营养丧失危害伤口愈合、循环和一定的全身功能（影响生命维持的因素）

注意

- 获得良好的病史记录非常重要，但往往被忽略

- 当存在疑问时，进行急腹症相关系列检查，寻找大便嵌塞和（或）肠梗阻证据

- Ogilvie 综合征指的是盲肠的假性扩张。其可能是手术、放化疗或药物治疗（例如：疼痛药物或皮质类固醇）的结果。应避免使用推进性药物（如：乳果糖）

- 如果①患者不是各类血细胞减少；②血小板计数大于 50 000；③粪便量大但没有发生梗阻；④患者正在使用止痛药物并且粪便量增加，那么可考虑较大量的灌肠剂，如牛奶和糖蜜灌肠剂，或 SMOG 灌肠剂（盐水＋矿物质＋油＋甘油）

- 保持肠道管理（特别是在使用皮质类固醇和止痛药物的患者），可包括每日口服使用番泻叶制剂 2~4 片，每日 2 次；晚餐后半小时使用 MiraLax 17 g/8 oz 液体，然后使用手指刺激和（或）放置双醋苯啶栓剂。应鼓励患者每日充分饮水

推荐阅读

American Cancer Society: Cancer Facts and Figures 2009. Atlanta, GA: American Cancer Society; 2009.

Avila JG. Pharmacologic treatment of constipation in cancer patients. Cancer Control. 2004 May-Jun; 11(3 suppl):10-18.

Bouras EP, Tangalos EG. Chronic constipation in the elderly. Gastroenterol Clin North Am. 2009 Sep; 38(3):463-480.

National Health Service Fife Area Drug and Therapeutics Committee. Guidelines for the Control of Constipation in Adult Patients with Cancer. Cancer Control. 2004 May-Jun; 11(3 suppl):24-25.

33 痛风

Ying Guo MD MS

概述

痛风（单钠尿酸盐结晶沉积病）的生物化学特征为细胞外液尿酸饱和。

病因

- 尿酸盐结晶沉积于组织，导致炎症性反应，并可能导致组织破坏

流行病学

- 近年来痛风的患病率逐渐增加，并且目前是多数发达国家炎症性关节炎最常见的原因之一。累及美国人口的 4%

发病机制

- 肿瘤及其治疗可导致过度产生嘌呤和（或）尿酸盐
- 骨髓增殖性疾病、淋巴瘤、白血病、细胞毒类药物、华法林均为病因
- 饮食中过度摄入嘌呤也起作用

危险因素

- 老年人
- 创伤、手术、饥饿、脱水
- 脂肪类食物和摄入肉类过度
- 肥胖
- 饮酒
- 高血压使用利尿药，摄入影响血尿酸盐浓度的药物

临床特征

症状

- 突发使人虚弱的严重疼痛
- 最常观察到踇趾（第一跖趾关节）和膝关节受累
- 由于急性炎症难以步行

诊断

鉴别诊断

- 化脓性关节炎
- 腱鞘炎
- 蜂窝织炎
- 应力骨折
- 假性痛风和其他结晶性关节炎

病史

- 严重的关节疼痛、发红、肿胀和功能障碍
- 突发起病，24小时内达到最严重，数日至数周内缓解
- 下肢受累，初次发病中至少80%累及单一关节，最常见于踇趾（第一跖趾关节）基底部或膝关节

体格检查

- 炎症，严重疼痛、发红、肿胀、发热
- 痛风结节

辅助检查

- 从关节或滑囊获得的滑液（以及从痛风结节沉积物抽吸的物质）可通过使用偏振光补偿显微镜直接进行检查
- 血尿酸超过 7 mg/dl

治疗

- 非甾体消炎药（NSAIDS）

- 秋水仙碱（避免用于终末期肾病的患者）
- 关节内或全身使用糖皮质激素
- 其他未受累肢体持续进行康复治疗

预后

- 良好

注意

- 非甾体消炎药是急性痛风的一线治疗
- 秋水仙碱可用于反复发作病例的再次发作期
- 单一关节急性受累时，可注射皮质类固醇
- 高尿酸血症可导致尿路结石和慢性肾脏疾病

推荐阅读

Cronstein BN, Terkeltaub R. The inflammatory process of gout and its treatment. Arthritis Res Ther. 2006; 8(suppl 1):S3.

Kim KY, Schumacher HR, Hunsche E, et al. A literature review of the epidemiology and treatment of acute gout. Clin Ther. 2003; 25:1593–1617.

Richette P, Bardin T. Gout. Lancet. 2010; 375:318-328.

Suresh E. Diagnosis and management of gout: A rational approach. Postgrad Med J. 2005; 81:572-579.

Zhang W, Doherty M, Pascual E, et al. EULAR evidence based recommendations for gout. Parts I and II. Ann Rheum Dis. 2006; 65:1301-1311.

34 高钙血症

Kimberson Tanco MD

概述

高钙血症是一种代谢急症，并且是最常见的副肿瘤综合征。高钙血症的症状和体征可能很轻微，如果没有高度怀疑很容易漏诊。症状更依赖于血钙升高的速度而不是其绝对水平。

流行病学

- 高钙血症发生于高达 30% 的肿瘤患者，并且在肿瘤晚期患者发生频率增加
- 在下列肿瘤中更常见，如
  - 肺鳞状上皮细胞癌
  - 乳腺癌
  - 头颈部肿瘤
  - 骨髓瘤
  - 肾癌

发病机制

- 血钙水平的调节集中于三个主要系统
  - 通过胃肠道的钙吸收
  - 肾脏排泄
  - 来自骨骼的钙吸收
- 促进恶性肿瘤高钙血症的三个主要机制
  - 甲状旁腺激素相关蛋白
  - $1,25(OH)_2D_3$
  - 通过细胞因子进行的溶骨性骨转换，包括 IL-1、IL-6 和 TNF-α

临床特征

- 神经系统
  - 情绪改变
  - 易激惹
  - 谵妄
  - 木僵
  - 昏迷
- 胃肠道效应
  - 食欲减退
  - 恶心
  - 呕吐
  - 便秘
  - 急性胰腺炎
- 肾脏表现
  - 多尿
  - 多饮
  - 肾结石
  - 肾功能不全
- 心脏效应
  - 可能是致命性的
  - QT 间期缩短
  - 心动过缓
  - 心律失常
  - 低血压

诊断

鉴别诊断

- 恶性肿瘤：住院期间最常见的高钙血症原因

- 原发性甲状旁腺功能亢进症是社区起病最常见的原因
- 恶性肿瘤高钙血症突发起病，导致血钙水平快速升高，表现多种症状
- 其他可能的原因包括
    - 肉芽肿性疾病，如结节病
    - 增加血钙水平的药物，包括氢氯噻嗪和复合维生素制品

辅助检查

- 相比测定血清总钙水平，首选测定血清离子钙水平。应该通过下述公式使用白蛋白水平校正血清总钙水平
    - 英制单位：
        - 校正血钙（mg/dl）= 血清钙 + 0.8 mg/dl (4 g/dl – 血清白蛋白)
    - SI 单位
        - 校正血钙（mmol/L）= 血清钙 + 0.2 mmol/L (40 g/L – 血清白蛋白)
- 不常规检查甲状旁腺激素相关蛋白，因为其不影响预后。但是其水平超过 12 pmol/L 可能表明双磷酸盐抵抗
- 肉芽肿性疾病患者 $1,25(OH)_2D_3$ 水平升高，如结节病和淋巴瘤

治疗

　　治疗潜在的肿瘤和停止使用产生高钙血症的药物是关键。

- 使用等渗盐水积极静脉补液治疗并密切监测容量状态，是治疗高钙血症关键的初始步骤
- 由于容量不足和电解质失衡的风险，不再建议使用利尿药
- 降钙素抑制骨吸收和肾小管对钙的重吸收，可快速起效。但是，由于破骨细胞降钙素受体减量调节所致的快速耐受，其效应在 48 小时后减弱
- 皮质类固醇可用于对类固醇敏感的肿瘤，如淋巴瘤和骨髓瘤

- 双磷酸盐类药物是主要的治疗方法，特别是含有氮元素的药物，如唑来膦酸
  - 肾脏副作用可能限制双磷酸盐的使用
- 双磷酸盐类药物无效的病例，可考虑使用硝酸镓
  - 给药时间长和肾脏副作用，也可能限制其使用
- RANKL（核因子 κ-B 配体受体活化剂）抑制剂包括骨保护素重组体和狄诺塞麦。使用其治疗恶性肿瘤高钙血症是有前景的，但是其售价高昂
- 随着开展越来越多的临床试验，抗甲状旁腺激素相关蛋白抗体已显示出治疗的潜力

预后

- 恶性肿瘤高钙血症时提示预后差，生存时间中位数为 6 周
- 对高钙血症的治疗不能改变疾病进程，也不能改善肿瘤预后

注意

- 高钙血症是最常见的副肿瘤综合征，但由于症状轻微可能会漏诊
- 血清离子钙水平是首选的实验室检查。否则，始终牢记使用血清白蛋白水平校正血清总钙水平
- 积极的静脉补液是一线治疗方法
- 双磷酸盐类药物仍是主要的治疗方法，尽管目前正在研究新的治疗方法

推荐阅读

Basso U, Maruzzo M, Roma A, et al. Malignant hypercalcemia. Cur Med Chem. 2011; 18:3462-3467.

Legrand S. Modern management of malignant hypercalcemia. Am J Hospice Palliat Med. 2011; 28:515-517.

Lumachi F, Brunello A, Roma A, et al. Medical treatment of malignancy-associated hypercalcemia. Cur Med Chem. 2008;15:415-421.

Lumachi F, Brunello A, Roma A, et al. Cancer-induced hypercalcemia. Anticancer Res. 2009; 29:1551-1556.

35　淋巴水肿：下肢

Megan Bale Nelson MD

概述

　　一侧或双侧下肢淋巴系统外的淋巴液积聚。淋巴水肿是不能治愈但能够控制的终身性疾病。

病因 / 分型

- 原发性淋巴水肿：一种淋巴系统发育障碍的遗传性疾病
- 继发性下肢淋巴水肿：发生于肿瘤患者，由于下列一项或多项因素综合所致
  - 肿瘤淋巴结浸润
  - 手术切除淋巴结
  - 放疗导致的淋巴结纤维化
  - 细菌和真菌感染
  - 淋巴细胞增生性疾病
  - 创伤
- 下肢淋巴水肿与下列肿瘤相关
  - 盆腔或腹部肿瘤，如前列腺癌、睾丸癌、宫颈癌、子宫癌、卵巢癌、外阴癌、结直肠癌、胰腺癌、肝癌或肿瘤转移
  - 也可出现于下肢肿瘤，如黑色素瘤或肉瘤
- 淋巴水肿分期
  - 0 期：潜在的或亚临床情况。尽管淋巴液运输受损，水肿并不明显。在出现明显的水肿前可存在数月或数年
  - 1 期：按压水肿部位可凹陷，抬高后可显著缓解。没有纤维化的临床证据
  - 2 期：按压水肿部位不可凹陷，抬高后不缓解。临床体格

检查时可发现明显的轻度至重度纤维化

- 3 期：淋巴水肿不可逆，由于反复炎症侵袭而形成。皮肤和皮下组织出现纤维化和硬化。此期水肿也被称为淋巴瘀滞性象皮肿

流行病学

- 高度各异，因为没有国际统一的关于淋巴水肿构成的定义。但是，据报道所有肿瘤患者淋巴水肿的总体风险为 15.5%

危险因素

- 手术范围或部位
- 放疗部位
- 肿瘤阻塞
- 感染
- 体重增加
- 年龄
- 创伤史
- 慢性静脉疾病

临床特征

- 症状可能出现于肿瘤及其治疗后数日、数周、数月或甚至数年
  - 发胀感或沉重感
  - 肿胀通常起于肢体远端，并逐渐向近端进展。最初为硬度低的指压性水肿
  - 下肢不适或疼痛
  - 下肢衣物或鞋发紧
  - 下肢和（或）踝关节无力或柔韧性降低
  - 皮肤改变：早期由于血供增加，皮肤可为粉红色 – 红色，皮肤温度轻度升高。慢性期皮肤变厚，并出现角化过度区域

　　– Stemmer 征：足部近端趾骨表皮组织变厚

　　– 毛发脱落

淋巴水肿的潜在并发症

- 感染风险增加
- 伤口或感染难以愈合
- 不适感或疼痛
- 下肢关节活动度降低
- 移动和功能受损
- 难以找到可穿戴的衣物和鞋
- 心理痛苦
- 淋巴水肿引起淋巴管肉瘤，罕见

诊断

　　根据临床表现进行检查，可能需要综合进行下列检查：
- 病史和体格检查
- 周径测量
- 排尿量
- 电流计
- 淋巴闪烁造影
- 生物阻抗光谱
- 软组织影响：MRI、CT、超声
- 除外肿胀的其他可能原因很重要，可能包括：
　　– 血凝块
　　– 肿瘤复发或转移
　　– 脂肪水肿
　　– 心力衰竭
　　– 肝脏或肾脏疾病

- 内分泌疾病
- 药物
- 低蛋白血症
- 感染

治疗

- 减轻充血的综合治疗，包括转诊至有资格的淋巴水肿治疗师：
  - 手法淋巴引流
  - 有压缩作用的衣服
  - 绷带包扎
  - 积极的皮肤和指甲护理
  - 运动
- 在可能的时候抬高肢体
- 间歇气压驱动疗法
- 避免极端的温度
- 穿戴保护鞋
- 保持健康的体重
- 教育患者及陪护人员
- 可进行外科手术，包括显微外科手术、脂肪抽吸和斑块切除；但是非手术治疗是一线疗法

注意

- 下肢淋巴水肿与一系列肿瘤相关
- 应该考虑其他可能的肿胀原因
- 可能在肿瘤治疗后数年才出现淋巴水肿的症状和体征
- 综合治疗方式最有利，包括转诊至有资格的淋巴水肿治疗师
- 下肢淋巴水肿需要终身护理

推荐阅读

Davies R, Desborough S. Rehabilitation in cancer care. In: Rankin J, Robb K, Murtagh N, et al., eds. Lymphoedema. United Kingdom: Wiley-Blackwell; 2008:243-263.

Fu JB, Shin KY. Rehabilitation: Lymphedema. In: Kantarjian HM, Wolff RA, Koller CA, eds. The MD Anderson Manual of Medical Oncology. 2nd ed. China: McGraw-Hill; 2011:1359.

Keeley, V. Lymphoedema. In: Hanks G, Cherny NI, Christakis NA, et al. eds. Oxford Textbook of Palliative Medicine. 4th ed. New York, NY: Oxford University Press; 2010:972-982.

NLN Medical Advisory Committee. The Diagnosis and Treatment of Lymphedema. Retrieved from http://www.lymphnet.org/pdfDocs/nlntreatment.pdf. Last updated February 2011.

Strick, DM, Gamble GL. Cancer rehabilitation: Principles and practice. In: Stubblefield MD, O'Dell MW, eds. Lymphedema in the Cancer Patient. New York, NY: Demos Medical Publishing; 2009:1011-1022.

36　淋巴水肿：上肢

Jennifer Camp MD

概述

　　淋巴水肿是由于肿瘤、纤维化或炎症所致的淋巴管破坏或阻塞，导致异常肿胀和富含蛋白质的淋巴液在软组织中的积聚。上肢淋巴水肿最常由乳腺癌及其治疗所致。

病因 / 分型

- 原发性淋巴水肿是罕见的淋巴系统发育异常
- 继发性淋巴水肿，是肿瘤治疗的结果，包括手术切除淋巴管和淋巴结、不进行淋巴结手术的乳房切除术或保乳手术、放疗引起的纤维化和肿瘤转移造成的阻塞

流行病学

- 由于对淋巴水肿和肢体增大程度没有标准的定义，报道的上肢水肿的发病率高度各异
- 一项研究发现进行乳腺癌治疗的患者有 15%~20% 的可能出现淋巴水肿
- 腋窝淋巴结清扫后进行放疗的女性患者，出现淋巴水肿的风险最高

发病机制

- 淋巴液通常通过细的淋巴管和淋巴结网络进行运输，最终流入静脉系统
- 当淋巴液超过全身的运输能力，富含蛋白质的淋巴液会积聚在软组织中
- 这些蛋白质增加渗透压，加重水肿

- 随时间进展，不流动的蛋白质沉积，导致组织纤维化
- 进一步的并发症包括蜂窝织炎、淋巴管炎和淋巴管瓣关闭不全，可加重水肿

危险因素

- 腋窝淋巴结切除
- 放疗
- 前哨淋巴结活检
- 肥胖
- 手术后皮肤愈合慢
- 老年人
- 复杂手术
- 运动不会导致淋巴水肿起病

临床特征

- 0 期：无明显的肿胀，但存在淋巴系统缺陷
- Ⅰ期：指压性水肿和沉重感，抬高肢体后消退
- Ⅱ期：非指压性水肿，出现组织纤维变性，触诊质硬
- Ⅲ期：水肿肢体严重增粗，棘皮症样皮肤和瘤样过度生长。也被称为象皮肿，很少发生于乳腺癌患者
- 淋巴水肿的严重程度也可将上述各期描述为轻度（体积增加小于 20%）、中度（增加 20%~40%）或重度（增加超过40%）

自然史

- 如果不进行治疗，淋巴水肿可继续发展，变得更难以处理
- 严重的淋巴水肿使患者易于发生危及生命的并发症，包括感染和淋巴管肉瘤

诊断

鉴别诊断

- 深静脉血栓形成
- 蜂窝织炎 / 感染
- 恶性肿瘤
- 静脉瘀滞
- 复杂性区域性疼痛综合征
- 慢性炎症性关节炎
- 上腔静脉综合征

病史

- 往往在轻微损伤或感染后隐袭起病
- 患者报告肢体肿胀、"沉重感"或"发紧感"、关节活动度减少、难以穿进衣物或佩戴手表及手镯、皮肤增厚及肢体麻木或感觉异常

体格检查

- 一侧肢体肿胀，可位于肢体近端和（或）远端
- 组织纤维化和皮肤改变
- 评估任何感染的征象，包括发红、发热、硬结或开放性创伤

辅助检查

- 淋巴闪烁造影和 MRI 已不再是推荐用于诊断淋巴水肿的辅助检查，但对规划外科手术可能是有帮助的检查
- 测定淋巴水肿的方式包括水槽排水量、卷尺测量、红外扫描和生物电阻抗测量
- 使用最广泛的方式是用卷尺测量双侧上肢的 4 个位置：掌指关节、腕关节、肱骨外上髁远端 10 cm 和近端 15 cm。两侧上肢差异为 2 cm 被认为存在临床意义

潜在危险

- 测量受累肢体没有标准的辅助检查方式，因此很难准确评估

淋巴水肿

红色信号

- 出现发红、发热、硬结、皮肤开放性创伤、发热和全身乏力，需要立即由医生进行评估，并治疗蜂窝织炎

治疗

预防

- 教育患者及家属
- 指导良好的皮肤和指甲卫生
- 避免将肢体放置于下垂的位置
- 可能的情况下对受累肢体进行评估
- 避免过紧的衣物
- 鼓励患者经常活动肢体

一般临床处理

- 对淋巴水肿没有推荐使用的药物
- 利尿药无效
- 治疗潜在的感染时，可能需要使用抗生素

治疗方法

- 运动：有氧训练和举重练习是安全的方式
- 由具有经验的物理治疗师或作业治疗师进行综合消肿治疗（complex decongestive therapy，CDT），包括：手法淋巴引流、低张力绷带加压包扎、压力衣（30~60 mmHg）、皮肤和指甲护理级运动
- 综合消肿治疗的治疗时间通常持续 2~4 周，治疗后的维持期包括持续终身的家庭康复计划
- 气压式驱动泵
- 减轻体重

- 激光治疗可减少组织纤维化、激活巨噬细胞，促进淋巴管生成

外科

- 手术切除皮下脂肪和纤维组织至暴露肌筋膜，以促进浅层和深层组织中淋巴系统的流通
- 生理性的微创引流手术，重建淋巴流动通路，包括淋巴管与淋巴管吻合和淋巴管与静脉吻合
- 脂肪抽吸
- 浅层淋巴管切除术
- 筋膜切开术
- 手术并非常规建议的淋巴水肿治疗

会诊

- 康复医学科
- 物理治疗或作业治疗
- 整形外科
- 血管外科

预后

- 淋巴水肿无法治愈。治疗阻止疾病恶化，预防并发症
- 并发症可危及生命，包括感染、败血症和淋巴管肉瘤
- 淋巴水肿控制不佳会引起心理上的痛苦，影响肿瘤患者的功能和生活质量

注意

- 对新发突然起病的淋巴水肿患者，应该考虑评估肿胀的其他原因，如深静脉血栓形成
- 综合消肿治疗的禁忌证包括：深静脉血栓形成、感染、活动性恶性肿瘤、患者或家属不愿意或不能参与治疗。充血性心力衰竭为相对禁忌证

- 避免对淋巴水肿肢体进行静脉穿刺、测血压袖带充气及任何其他创伤，因为可能加重水肿和（或）导致感染

推荐阅读

Guo Y, Truong AN. Rehabilitation of patients with breast cancer. In: Hunt KK, Robb GL, Strom EA, et al, eds. Breast Cancer. New York, NY: Springer Science + Business Media; 2008:485-504.

National Cancer Institute: PDQ® Lymphedema. Bethesda, MD: National Cancer Institute. Date last modified 6/30/2011. Available at:http://www.cancer.gov/cancertopics/pdq/supportivecare/lymphedema/healthprofessional. Accessed 10/26/2012.

Passik SD, McDonald MV. Psychosocial aspects of upper extremity lymphedema in women treated for breast carcinoma. Cancer. 1998; 83(12 suppl):2817-2820.

Petrek JA, Pressman PI, Smith RA. Lymphedema: Current issues in research and management. CA Cancer J Clin. 2000; 50(5):292-307.

37 营养不良

Carol Frankmann MS RD CSO LD CNSC

概述

营养不良是所有营养状态性疾病的总称，包括由摄入缺陷、营养素代谢障碍或营养过剩所致的疾病。

病因 / 分型

- 营养不足是由于营养素摄入不足和（或）吸收减少所致的营养不良
- 肿瘤恶液质是复杂的综合征，特征为进行性的无意识的体重减轻、肌肉萎缩、食欲减退、早饱感、疲劳和贫血。病因尚不完全清楚

流行病学

- 体重减轻是营养不良的指标之一，根据肿瘤的部位、分期和治疗，其在肿瘤患者中的发生率为 31%~100%
- 大约 50% 的肿瘤患者可观察到恶液质，其在肺癌、胰腺癌、上消化道肿瘤和肿瘤晚期患者中更常见

发病机制

- 营养状态可受到肿瘤局部作用、肿瘤所致的代谢改变的影响和（或）治疗的影响
- 肿瘤恶液质被认为是由于宿主神经内分泌和细胞因子系统的复杂交互作用所致，这一交互作用增加全身炎症和肿瘤源性产物，直接加速组织分解代谢

危险因素

▪ 所有肿瘤患者，特别是呼吸消化道肿瘤和肿瘤晚期患者
▪ 影响进食和（或）吸收足够营养素能力的治疗

临床特征

▪ 6 个月内无意识的体重减轻 10%，或体质指数（body mass index，BMI）少于 18.5
▪ 进食或吸收营养素能力受损
▪ 功能能力下降
▪ 伤口愈合延迟

自然史

▪ 营养不良导致感染的易感性增加、伤口愈合延迟、躯体和认知功能受损、对各个器官的有害作用。如果不能逆转，最终将导致死亡

诊断

▪ 所有肿瘤患者均应该进行营养筛查，以发现需要综合营养评估和护理计划的患者
▪ 患者主观整体评定（patient generated subjective global assessment）是经过验证特别用于肿瘤患者的筛查工具

鉴别诊断

▪ 营养不良 / 营养不足，肿瘤恶液质

病史

▪ 体重、身高改变
▪ 饮食 / 营养素摄入
▪ 存在影响营养的症状，如食欲减退、恶心、呕吐、腹泻、便秘、口炎、黏膜炎、吞咽困难、味觉和嗅觉改变、疼痛、抑郁和焦虑

- 活动和功能水平

体格检查

- 体重、身高、BMI
- 皮下组织减少
- 骨骼肌减少、面部消瘦
- 水肿、腹水
- 口腔、牙齿、吞咽
- 胃肠道功能
- 皮肤、头发和指甲改变，出现压疮、开放性伤口和瘘管

辅助检查

- 血清白蛋白、前白蛋白、转铁蛋白
- 握力测定

潜在危险

- 肝转运蛋白（白蛋白、前白蛋白、转铁蛋白）往往因适应代谢性应激而降低，而不是因为营养素摄入的改变。因此对肿瘤患者应该将实验室检查结果与体重改变、健康状况和营养素摄入情况相结合进行评估

红色信号

- 营养不良的外科患者，术后并发症发生率和死亡风险增加
- 营养不良患者过度进食，可导致与再进食综合征相关的呼吸和心脏衰竭，表现为低磷血症、低钾血症和低镁血症。营养不良患者应谨慎地开始营养支持治疗，最初少于营养素的需求量，在 7~10 天缓慢逐渐加量，并每日监测器官功能、体液平衡、血清电解质和葡萄糖

治疗

- 对于胃肠道功能正常、可以消化足够量食物和（或）使用肠道营养补充的患者，可经口进食。可能需要对食物进行改良，

以帮助处理影响营养素摄入的症状

■ 对于正在接受抗肿瘤治疗的营养不良的患者，如果预期长时间不能进食和（或）吸收足够的营养素，适合使用营养支持治疗，如肠道 / 肠外营养

■ 对于胃肠道功能良好的患者，当经口摄入不足以满足营养需求时，应该使用肠道营养
  – 经鼻胃管、经鼻十二指肠导管或经鼻空肠饮食最适合少于 2 周的短期营养支持
  – 经皮内镜胃造瘘术（percutaneous endoscopic gastrostomy，PEG）和经皮内镜空肠造口术（percutaneous endoscopic jejunostomy tubes，PEJ）用于长期营养支持

■ 仅应该对胃肠道功能受损、预期不能进食和（或）吸收足够营养素的营养不良患者使用胃肠外营养，至少 7~14 天

治疗并发症

■ 肠道营养增加误吸、鼻窦炎、鼻胃管所致鼻食管糜烂的风险

■ 胃肠外营养增加感染和血糖、电解质及体液异常的风险

肠道和胃肠外营养支持禁忌证

■ 胃肠道功能受损、严重腹泻、顽固性呕吐或胃肠道瘘难以放置肠内导管旁路的患者，不应该使用肠道营养。黏膜炎、食管炎和（或）口腔或咽喉感染的患者，可能无法耐受留置经鼻胃管

■ 接受较大外科手术、作为化疗辅助或接受头颈部、腹腔或盆腔放疗的患者，不应该常规使用胃肠外营养

■ 终末期肿瘤患者很少适合使用姑息性营养支持

预后

■ 营养治疗对有些恶液质患者有效，但大多数不能观察到病情的显著逆转。食欲刺激药效果甚微

- 对于没有恶液质的肿瘤患者，提供充足的营养可有效恢复营养状况
- 除了充足的营养，需要通过体力活动增加非脂肪体质和改善功能状态

注意

- 积极进行营养状况筛查、评估和干预，对减少营养不良及其对并发症发生率和死亡率的不利影响至关重要

推荐阅读

August DA, Huhmann MB, ASPEN Board of Directors. A.S.P.E.N. Clinical Guidelines: Nutrition support therapy during adult anticancer treatment and in hematopoetic cell transplantation. J Parenter Enteral Nutr. 2009; 33:472-500.

Marian M, Roberts S, eds. Clinical Nutrition for Oncology Patients. Sudbury, MA: Jones and Bartlett; 2010.

National Cancer Institute at the National Institutes of Health. Nutrition in cancer care (PDQ®). http://www.cancer.gov/cancertopics/pdq/supportivecare/nutrition/Health Professional, accessed February 12, 2013.

38 乳房切除术：重建需考虑的问题

Ying Guo MD MS

概述

如果不适合进行乳腺保守治疗，乳房切除术及其后进行的手术重建，可为患者提供美观上可接受的结果。

流行病学

- 美国 2012 年新发乳腺癌病例超过 226 000 例
- 据报道，早期乳腺癌患者接受手术和放疗后肩关节活动受限的发生率低于 1%~67%
- 据报道，淋巴水肿的发生率为 0~34%
- 据报道，肩痛 / 臂痛的发生率为 9%~68%
- 据报道，上肢无力的发生率为 9%~28%
- 横行腹直肌肌皮瓣（transverse rectus abdominis muscle，TRAM）重建术后，6%~23% 的患者出现躯干功能障碍

发病机制

- 手术部位的瘢痕组织和经过放疗的组织可导致脊柱后凸和肩关节受牵拉姿势

危险因素

- 接受放疗的患者与未接受放疗的患者相比，淋巴水肿和肩关节活动受限的发生率略有升高

临床特征

- 根据在乳房重建中肌肉切除、去神经支配或创建皮瓣时损伤的程度，可能会出现躯体功能受损

- 切除肌肉和相关组织所致的紧绷感
- 挛缩和惧怕活动，可能会导致关节活动受限
- 腹肌功能减退，可妨碍患者进行坐起和离床活动的能力
- 接受穿支皮瓣的患者，绝大多数能够在 3~6 个月恢复术前的活动

诊断

病史

- 更具侵袭性的手术及术后放疗，将可能对患者的功能产生更大的不利影响
- 因重建手术的类型不同而各异：
  - 即刻重建与延迟重建的比较
  - 移植物与自体组织的比较
  - 单蒂横行腹直肌肌皮瓣：腹直肌横行肌皮瓣
  - 背阔肌皮瓣通常移位到乳房切除术部位作为单蒂皮瓣
  - 游离横行腹直肌肌皮瓣
  - 横行股薄肌上部肌皮瓣，使用皮肤和软组织及其血供
  - 腹壁下动脉穿支皮瓣，使用腹部的脂肪和皮肤

体格检查

- 上肢、脊柱关节活动度
- 躯干、上肢肌力

治疗

- 为了恢复患者的整体功能：
  - 物理治疗和作业治疗
  - 受累软组织牵伸和肌力练习，瑜伽
  - 治疗淋巴水肿
  - 咨询和支持小组

预后

- 门诊治疗对改善关节活动度、平衡和姿势有效

注意

- 植入后 3~4 周疼痛严重，皮瓣手术后 6~8 周疼痛严重
- 术后 3 个月切口部位完全愈合后，可以开始在瘢痕周围部位进行更积极的关节活动度、运动和深部组织按摩治疗
- 接受乳房切除术的女性患者，无论是否进行重建均需要时间进行适应。这些患者将从支持小组和额外的咨询（如果需要）中获益

推荐阅读

Atisha D, Alderman AK. A systematic review of abdominal wall function following abdominal flaps for postmastectomy breast reconstruction. Ann Plast Surg. 2009; 63(2):222.

Hamdi M, Weiler-Mithoff EM, Webster MH. Deep inferior epigastric perforator flap in breast reconstruction: Experience with the first 50 flaps. Plast Reconstr Surg. 1999; 103(1):86.

Lee TS, Kilbreath SL, Refshauge KM, et al. Prognosis of the upper limb following surgery and radiation for breast cancer. Breast Cancer Res Treat. 2008; 110(1):19-37.

39 乳房切除术：治疗并发症

Ying Guo MD MS

概述

乳房切除术可导致躯体和心理损害。

病因 / 分型

- 乳腺手术类型
  - 病灶切除术：切除乳腺病灶和病灶边缘组织，为保乳手术
  - 部分乳房切除术：切除包括肿瘤及其周围组织的部分乳房
  - 乳房切除术：切除整个乳房
  - 改良根治性乳房切除术：切除整个乳房及臂部的部分淋巴结，包括胸部肌肉的表面组织
  - 根治性乳房切除术：切除整个乳房、淋巴结及胸大肌

流行病学

- 每 8 个美国女性中有 1 个在其一生中会发生乳腺癌
- 美国大约有乳腺癌患者 250 万人
- 乳房切除术后的晚期并发症
  - 疼痛（12%~51%）
  - 关节活动受损（2%~51%）
  - 水肿（6%~43%）
  - 肌力下降（17%~33%）
  - 淋巴水肿（8%~56%）
  - 性功能障碍（术后为 12%）

发病机制

- 术后瘢痕组织形成

- 放疗所致的纤维化
- 保护性姿势，导致肩关节前伸
- 疼痛

危险因素

- 存在淋巴水肿的女性患者较没有淋巴水肿的患者上肢损害和活动受限更严重
- 前哨淋巴结活检中高达 45% 的患者可出现肩关节活动受限，腋窝淋巴结清扫患者中可达 86%

临床特征

- 局部炎症、术后疼痛、由于疼痛所致的肢体使用受限、继发于疼痛和挛缩的姿势改变
- 早期并发症：根据手术和重建类型的不同而各异
  - 疼痛
    - 乳房切除术后疼痛
    - 颈肩部肌肉存在广泛的压迫感、痛觉过敏和肌筋膜触痛点
  - 肩关节活动受限
  - 血清肿
  - 感染
  - 社会心理影响
    - 身体形象
    - 感觉丧失吸引力
- 晚期并发症
  - 疼痛，包括肋间和臂部受累
  - 关节活动受损
  - 水肿
  - 肌力下降

　　　– 淋巴水肿（第 36 章）

　　　– 性功能障碍

- 洗脸或梳头困难，难以伸手够到物体
- 失用所致的肌力下降
- 姿势不良
- 背痛

诊断

鉴别诊断

- 冻结肩
- 肩锁关节障碍

病史

- 肩关节活动受限：逐渐起病、通常为术后
- 失用性无力
- 姿势不良：脊柱后凸、肩关节前伸

体格检查

- 肩关节活动度
- 瘢痕组织
- 颈肩部、脊柱和胸部存在触痛点

治疗

- 牵伸和肌力训练方案
- 治疗淋巴水肿
- 支持小组

预后

- 门诊治疗对改善关节活动度、姿势和功能有效

注意

- 鼓励患者使用双上肢
- 不再建议限制提举重物，鼓励监督下的力量训练
- 在 www.lymphnet.org 网站上可找到经认证的淋巴水肿治疗师名单

推荐阅读

Leidenius M, Leppänen E, Krogerus L, von Smitten K. Motion restriction and axillary web syndrome after sentinel node biopsy and axillary clearance in breast cancer. Am J Surg. 2003; 185(2):127-130.

40　心理健康：行为障碍

An Ngo DO，Alan Valentine MD

概述

大约 50% 的肿瘤患者存在心理和情感障碍。及时诊断心理障碍至关重要，因为当患者存在较大的障碍时往往会妨碍康复治疗中的功能进展。

适应障碍

- 肿瘤患者最常见的精神异常
- 特征为由应激事件所致的精神或行为改变［悲伤和（或）焦虑］
- 发生于触发事件 3 个月内，应激事件结束后不会持续存在超过 6 个月
- 治疗：短期心理疗法（重点在于即刻问题和应对技能）、支持小组和正式的集体治疗

抑郁

- 肿瘤晚期患者发生率更高
- 下列肿瘤抑郁发生率增加：肺癌、乳腺癌、头颈部肿瘤和胰腺癌
- 最可靠的症状：内疚、丧失自尊、绝望感、无价值感和欲死感
- 治疗：支持性心理治疗、抗抑郁药物、支持小组和认知行为技术相结合
- 药物治疗是肿瘤患者中度至重度抑郁治疗的基础
  - 存在失眠的患者：建议使用镇静抗抑郁药，如米氮平
  - 疼痛控制差的患者：联合使用 5- 羟色胺和去甲肾上腺素调节药（文拉法辛或度洛西汀）。可考虑使用三环类抗抑郁药

- 对病情严重或老年患者使用选择性5-羟色胺受体抑制药（SSRIs），以最大程度减少副作用
- 几乎所有抗抑郁药都可降低癫痫发作的阈值，避免使用安非他酮
- 考虑使用精神兴奋药治疗伴随的疲劳，并增加清醒状态

焦虑

- 症状：苦恼、烦乱不安、神经过敏、紧张、警觉、注意力分散、失眠、自主神经活动过度、发汗、呼吸短促或麻木
- 病因：可能是全身疾病的组成部分，如：适应障碍、广泛性焦虑症或惊恐障碍。也可能出现于谵妄中
- 除外可能导致患者焦虑的医疗情况或用药
  - 疼痛是引起焦虑的常见原因。随着充分的疼痛控制，焦虑水平降低
- 治疗：心理疗法和抗焦虑药物。紧急情况下，短期心理疗法可能有帮助
- 通过会诊提供心理治疗：增加患者的自我价值感，通过催眠、放松和意像引导的治疗探究分离和丧失相关的因素
- 药物治疗：5-羟色胺受体抑制药（SSRIs）可用于广泛性焦虑障碍或惊恐障碍。在抗抑郁药起作用前可能需要使用短效苯二氮杂䓬类药物

谵妄

- 症状：意识水平紊乱、定向障碍、情绪波动、记忆受损和睡眠觉醒周期改变
  - 症状起伏
  - 可逆过程
- 肿瘤晚期患者最常见的神经精神并发症之一，发病率为15%~75%

- 谵妄是给患者及其看护人员造成苦恼的重要原因之一
- 病因：肿瘤对中枢神经系统的直接作用或由于并发症治疗 / 效应间接所致
- 可引起谵妄的化疗药物：甲氨蝶呤、氟尿嘧啶、长春新碱、长春碱、博来霉素、顺铂、门冬酰胺酶、丙卡巴肼、皮质类固醇和异环磷酰胺
- 与痴呆的临床特征相似。痴呆患者的起病更隐袭或呈渐进性，最初为短期记忆受损，并且患者通常神志清楚
- 治疗：纠正潜在的医学因素（电解质、营养）。使用支持措施：安静且照明良好的房间、熟悉的面孔和物体、钟表 / 日历
  - 抗精神病药物：氟哌啶醇、利培酮、奥氮平、喹硫平

行为障碍对功能的影响

- 动机减退、情感淡漠、焦虑和（或）绝望感可影响患者参与康复治疗计划的能力
- 抑郁患者功能进展更慢，不能达到康复目标，因此住院时间增加
- 这些患者不太可能寻求和完成门诊康复治疗方案
- 最终，为了患者达到充分的功能恢复，需要对行为障碍进行适当的处理

行为障碍的预后

- 使用适当的心理和心理药理治疗方案，可有效治疗肿瘤患者的行为障碍，并提高其生活质量

注意

- 使用筛查工具，如 Edmonton 症状评定系统或医院焦虑抑郁量表，快速发现需要心理社会干预的患者
- 尽早转诊至精神病学专科医师

推荐阅读

Braun I, Valentine A. Depression, anxiety, and delirium. In: Pazdur R, Wagman LD, Camphausen KA, Hoskins WJ, eds. Cancer Management: A Multidisciplinary Approach. Norwalk, CT: UBM Medica; 2009:905-915.

Chochinov HM. Depression in cancer patients. Lancet Oncol. 2001; 2:499-505.

Li M, Fitzgerald P, Rodin G. Evidence-based treatment of depression in patients with cancer. J Clin Oncol. 2012; 30(11):1187-1196.

Traeger L, Greer JA, Fernandez-Robles C, et al. Evidence-based treatment of anxiety in patients with cancer. J Clin Oncol. 2012; 30(11):1197-1205.

41 心理健康：抑郁

Karina Ramirez MD，Maxine De La Cruz MD

概述

　　肿瘤患者合并精神疾病发生率高。通常这些合并症表现为以下形式：适应障碍、情感低落、临床抑郁和焦虑障碍。临床医生能够及早发现上述情况并开始治疗非常重要。

病因

　　肿瘤患者在诊断出肿瘤和开始个体化治疗的过程中，可经历许多心理应激。

- 在诊断过程中，患者可经历相当的恐惧感，因为其将有可能准备开始面对这一严重疾病
- 确诊后，许多患者经历震惊感或感觉发僵，可导致焦虑发作增加
- 在积极治疗的过程中，患者不得不应对肿瘤造成的疼痛和积极治疗所致的副作用，可对其心理造成负担
- 患者开始经历身体完整性的丧失、家庭和社会角色的改变，并对其他人及医疗系统的依赖程度增加
- 作为长期精神紧张的来源，所有这些因素将导致患者出现抑郁和焦虑的临床症状

流行病学

- 抑郁发病年龄各异
- 抑郁男女比例相似
- 如果存在阳性家族史，抑郁风险更高
- 肿瘤患者抑郁性疾病的现患调查结果高度各异，显示患病率在 1%~30%

危险因素

- 性别：在正常人群，女性较男性发病率更高。在肿瘤晚期患者，男性患者的抑郁症分级更严重
- 年龄：与中老年相比，更常见于较年轻的患者（小于 45 岁）
- 既往抑郁病史：危及生命的疾病是较大的应激源，可使抑郁症复发
- 社会支持：社会支持欠佳，导致更多的抑郁症发作
- 功能状态：肿瘤晚期患者丧失独立性且功能状态下降，可引起悲伤加重，出现抑郁症状
- 疼痛：未得到控制的疼痛导致抑郁症风险升高
- 疾病：肿瘤脑转移、垂体瘤导致皮质醇增多症或库欣综合征，诊断为胰腺癌
- 治疗相关因素：皮质类固醇、化疗（长春新碱、长春碱、门冬酰胺、鞘内注射甲氨嘌呤、干扰素、白细胞介素）和放疗
- 生存痛苦：当一个人面对威胁生命的危机时，存在的遗产问题、生命的意义、保持尊严和自我控制以及对其他家庭成员幸福的担忧，可导致抑郁症状

诊断

鉴别诊断

- 适应障碍伴抑郁心境：患者存在已知的应激源，引起与抑郁发作类似的反应，但是反应明确由该应激源所触发
- 兴趣缺失：在几乎全部活动中，丧失兴趣或乐趣
- 心境恶劣障碍：患者存在持续至少 2 年的"轻度抑郁"
- 焦虑症：广泛性焦虑障碍、创伤后应激障碍、强迫性障碍
- 疾病所致：甲状腺功能减退、贫血、帕金森病、肿瘤
- 药物诱发的情绪障碍：违禁药、β 受体阻断药、糖皮质激素、苯二氮䓬类药物

DSM-IV 标准

- 必须存在情感低落、丧失兴趣或乐趣、体重减轻或增加、失眠或睡眠过度、精神运动性激惹或迟缓、疲劳或丧失活力、感觉无价值或过度的、不适当的内疚感、集中注意力降低，以及反复出现死亡想法或自杀观念或计划，或者企图自杀

治疗

支持性治疗

- 认可患者为"完整的人"
- 使用主动倾听和支持性言语措施开始支持性心理治疗
- 心理社会治疗: 心理治疗、集体心理治疗、催眠疗法、心理教育、放松和生物反馈技术、自助小组和认知行为治疗

药物治疗

- 预后和治疗时间等因素在决定抑郁症的药物治疗类型中起重要的作用
  - 可生存数月的患者，选择需要 4 周起效的药物；而将要面临死亡的患者，选择快速起效的精神兴奋药

三环类抗抑郁药 (tricyclic antidepressants，TCA)

- 叔胺类药物 (阿米替林、多塞平、丙咪嗪)
  - 更可能出现副作用
  - 阻断毒蕈碱胆碱能受体，α 肾上腺素能阻滞引起低血压、H_1 组胺受体阻断出现镇静和嗜睡，可导致跌倒风险增加
- 仲胺类药物 (去甲替林、地昔帕明)
  - 在肿瘤患者中的副作用较少，耐受性更好
  - 副作用: 便秘、口干、尿潴留、严重的心动过速或心律失常
  - 小剂量开始，10~25 mg，睡前，每 2~4 天增加剂量 10~25 mg，在肿瘤患者使用的剂量范围往往为 25~125 mg，而一般人群的剂量为 150~300 mg

- 在失眠和躁动的患者中使用阿米替林和多塞平，可获得更多的镇静作用
- 3~6 周达到治疗剂量。如果合并心脏病或其他病史，或者预期寿命很短，不要使用

选择性 5– 羟色胺再摄取抑制药（selective serotonin reuptake inhibitors，SSRIs）

- SSRIs，如安非他酮、氟西汀、帕罗西汀、氟伏沙明及舍曲林
- 比三环类抗抑郁药更安全，更少出现副作用
- 副作用：肠道活动性增加、稀便、恶心 / 呕吐、失眠、头痛、性功能障碍、焦虑、震颤、多动、静坐不能
- 所有的 SSRIs 均抑制肝脏同工酶，帕罗西汀和氟伏沙明作用最强
- 氟西汀（百忧解）及其活性代谢产物诺氟西汀，半衰期长。停药时需 5 周才能停止起效
- 副作用：焦虑加重、体重减轻、轻度恶心
- 5~6 周达到稳定状态
- 安非他酮增加癫痫发作风险

5– 羟色胺，去甲肾上腺素再摄取抑制药（serotonin-norepinephrine reuptake inhibitors，SNRIs）

- SNRIs，如文拉法辛（郁复伸）、度洛西汀（欣百达）、去甲文拉法辛（pristiq）

度洛西汀（欣百达）

- 通过肝脏代谢。不能用于肝功能障碍患者
- 副作用：胃肠道副作用包括恶心、呕吐、口干和便秘 / 腹泻。嗜睡（睡前服药）。与 SSRIs 相比性功能副作用较少见
- 可作为辅助药物使用，特别是在合并神经病理性疼痛的患者
- 起始剂量为 20 mg，每日 2 次。可以增加至每日 60 mg

文拉法辛（郁复伸）

- 通过肝脏代谢，肾脏排泄
- 起始剂量为 37.5 mg 每 12 小时一次，增加至 75 mg 每 6 小时一次，最大剂量为 24 小时 375 mg
- 副作用：恶心、头晕、镇静、便秘、消化道出血风险增加

米氮平（瑞美隆）

- 与三环类抗抑郁药无关的四环化合物
- 作用机制：阻断突触前及突触后 α_2 受体、血清素受体 $5HT_2$ 及 $5HT_3$，与 α_1 受体的亲和力较弱
- 副作用：即使小剂量也可能出现镇静作用，体重增加，食欲增加（用于食欲刺激剂），口干，性功能障碍较轻微
- 起始剂量 15~30 mg，每日 1 次，可在 1~2 周内增加至 30~45 mg

曲唑酮

- 抗抑郁药：剂量为每日 100~300 mg
- 与 α_1 肾上腺素能受体的亲和力高，导致直立性低血压
- 副作用：镇静和嗜睡，用于失眠的肿瘤患者
- 如果同时存在疼痛和抑郁，可辅助镇痛作用
- 心脏疾病患者导致心律失常
- 阴茎异常勃起：男性患者使用时应谨慎

杂环类抗抑郁药

- 马普替林、阿莫沙平
- 副作用与三环类抗抑郁药相似
- 马普替林：避免用于脑肿瘤或癫痫发作的患者
- 阿莫沙平：具有轻度多巴胺阻断效应，所以与止吐药联合使用可导致锥体外系症状 / 运动失调

单胺氧化酶抑制药

异卡波肼、苯乙肼、反苯环丙胺

- 由于药物相互作用及副作用谱，很少用于肿瘤患者
- 与富含酪胺的食物相互作用
- 与其他药物相互作用：精神兴奋药、苯丙醇胺及伪麻黄碱
- 可导致高血压危象，发生脑卒中及死亡
- 与阿片类药物联合使用，导致肌阵挛和谵妄

精神兴奋药

右苯丙胺、哌甲酯、匹莫林

- 快速起效
- 治疗肿瘤晚期患者的抑郁更有效。用于焦虑症状、精神运动性迟滞和轻度认知损害的患者
- 获益：
  - 通过增加精力帮助改善疲劳症状
  - 改善注意力和集中力
  - 小剂量：刺激食欲，促进幸福感
  - 帮助减少阿片类药物所致的镇静

哌甲酯

- 剂量：起始剂量较小，2.5 mg 口服，晨起及中午（最大剂量每日 30 mg），缓慢增加剂量，直至达到预期效应或出现副作用
- 副作用：神经过敏、过度刺激、焦虑、血压升高、心率增快、震颤、妄想症、失眠、意识错乱
- 短期使用：1~2 个月，2/3 患者可停药不复发。如果抑郁复发，可使用 1 年，而不担心滥用

匹莫林

- 作用力较弱，滥用可能性较小，不需要一式三份处方
- 有咀嚼片剂：用于不能吞咽的患者

- 起始剂量 18.75 mg，晨起及中午，逐渐加量（24 小时 75 mg）
- 肝功能障碍患者使用应谨慎，监测肝功能

阿普唑兰

- 苯二氮䓬类，对焦虑和抑郁患者有好处，起始剂量 0.25 mg，每 8 小时一次（剂量范围每日 4~6 mg）
- 老年患者应谨慎使用，因为增加跌倒及所致髋关节骨折并发症的风险；可能存在滥用风险

奥氮平（再普乐）

- 确切的作用机制不详，可拮抗多巴胺、血清素 5-HT$_2$ 及其他受体
- 通过肝脏代谢
- 副作用：头晕、嗜睡、锥体外系症状、体重增加、刺激食欲
- 可用于焦虑和抑郁患者，改善心情
- 剂量：2.5 mg 口服，睡前，逐渐增加剂量

电惊厥疗法

- 往往用于耐药抑郁患者
- 对老年患者特别有帮助

注意

- 抑郁症的最佳治疗效果既有赖于心理治疗，也有赖于药物治疗
- 在将要面临死亡的患者中，对抑郁症诊断和治疗不足可导致患者的痛苦和糟糕的生活质量

推荐阅读

Rosenfeld B, Abbey J, Pessin H. Depression and hopelessness near the end of life: Assessment and treatment. In: Werth J, Blevings D, eds. Psychosocial Issues Near the End of Life: A Resource for Professional Care Providers. Washington, DC: American Psychological Association; 2006:163-182.

Strong V, Waters R, Hibberd C, et al. Management of depression in people with cancer (Smart Oncology 1): A randomized trial: Lancet. 2008; 372:340.

Wilson KG. Diagnosis and management of depression in palliative care. In: Chochinov H, Breitbart W, eds. Handbook of Psychiatry in Palliative Medicine. New York, NY: Oxford University Press; 2000:25-49.

42　疼痛：保守治疗

Ahsan Azhar MD FACP，Suresh K. Reddy MD FFARCS

概述

- 肿瘤疼痛发生于 70% 的肿瘤晚期患者
- 往往是最常见的症状之一，既出现在积极治疗阶段，也出现在肿瘤的终末阶段

肿瘤疼痛类型

- 肿瘤疼痛分为两种类型
  - 伤害感受性
  - 神经病理性

肿瘤疼痛的治疗

- 肿瘤疼痛的治疗包括
  - 使用阿片类药物和非阿片类药物进行药物治疗
  - 非药物治疗，包括麻醉药阻滞、神经外科手术、认知行为治疗、针灸、按摩、物理治疗及作业治疗

药物治疗

- 使用世界卫生组织（WHO）疼痛阶梯模式，可以通过简单逐步的方式控制疼痛
- 根据疼痛的严重程度，选择要使用的镇痛药物强度
- 根据潜在的病理生理进程，选择辅助药物

阿片类镇痛药

- 弱阿片类药物包括可待因、氢可酮（口服、与对乙酰氨基酚联合用药）及曲马朵
- 强阿片类药物包括吗啡（最常使用）、羟考酮、氢吗啡酮、

美沙酮、羟吗啡酮和芬太尼

※ 他喷他多既具有阿片类药物的性质，又具有非阿片类药物的性质（μ 阿片受体激动药及去甲肾上腺素再摄取抑制药）

※ 阿片类药物的选择应基于

- 患者的一般状况

- 疼痛类型

- 疼痛严重程度

- 潜在的肝、肾功能情况

※ 首选口服给药，但对顽固性疼痛可使用静脉给药。也可使用直肠和皮下给药，多数药物的生物利用度接近 100%

阿片类镇痛药逐渐加量

※ 对首次使用阿片类药物的患者，最开始使用较弱的阿片类药物，再根据需要逐渐增加剂量

※ 如果疼痛未得到控制，则开始使用较强的阿片类药物

※ 最初使用短效阿片类药物，然后可使用持续释放剂型

※ 应准备治疗突发剧烈疼痛的药物。可使用短效阿片类药物治疗突发剧烈疼痛，剂量为每日阿片类药物总量的 10%~15%

阿片类镇痛药副作用

※ 常见副作用包括

- 便秘

- 嗜睡（阿片类药物包括镇静）

- 瘙痒

- 恶心

※ 严重副作用包括

- 阿片类药物所致的神经毒性

• 症状可从轻度不适、躁动或多动、生动梦境、肌阵挛、幻视、幻听，直至明显的意识错乱和谵妄

• 避免同时使用多种阿片类药物及其他可引起镇静和意识

　　错乱的药物，可避免该副作用

- 可通过减少阿片类药物剂量或更换药物、补液及积极纠正便秘来进行处理。加用氟哌啶醇可帮助控制躁动和多动
  - 呼吸抑制
- 除便秘外的多数常见副作用可形成耐受

阿片类镇痛药副作用的处理

- 阿片类药物引起的恶心：可通过加用常见的一般止吐药进行处理，如甲氧氯普胺
- 阿片类药物引起的镇静：通常逐渐减轻，但持续存在镇静可通过加用精神兴奋药处理，如哌甲酯
- 阿片类药物引起的便秘：超过 90% 的使用阿片类镇痛药的患者不能对便秘形成耐受，必须加用刺激性泻药每日按计划进行肠道管理
- 更换或替换阿片类药物，可用于快速纠正这些药物所致的严重毒性
- 阿片类药物镇痛等效剂量表可帮助更换药物。为了避免阿片类镇痛药之间引起不完全交叉耐受，应该减少剂量 30%~50%（表 42.1）

表 42.1　常用阿片类药物镇痛等效比值

药物	常用起始剂量
纯阿片受体激动药	
可待因	15~30 mg，口服，每 3~4 小时
丙氧芬	100 mg，口服，每 4~6 小时
曲马朵	50 mg，口服，每 4~6 小时
吗啡	15~30 mg，口服，每 3~4 小时
	30~60 mg，口服，每 8~12 小时
氢吗啡酮	2~4 mg，口服，每 4~6 小时
经皮芬太尼	每小时 25~50 μg，每 3 天

（续表）

药物	常用起始剂量
羟考酮	5~10 mg，口服，每 3~4 小时
美沙酮	5~10 mg，口服，每 8~12 小时
	2.5~5 mg，口服，每 3~4 小时，用于突发严重疼痛

吗啡可给予即刻释放剂型或缓释剂型（建议对使用缓释吗啡的患者提供相对快速起效的药物，如即刻释放的吗啡，作为对突发严重疼痛的急救药物）

镇痛等效剂量表

	从同种胃肠外阿片类药物转换至口服阿片类药物	从口服阿片类药物转换至口服吗啡	从口服吗啡转换至口服阿片类药物
可待因	NA	0.15	10~15
吗啡	3	1	1
羟考酮	NA	1.5	0.7
氢吗啡酮	3	5	0.2
美沙酮	1~2	10~15	0.1~0.15

来源：The MD Anderson Supportive and Palliative Care Handbook. 4th ed. 2008.

非阿片类镇痛药

- 轻度躯体疼痛可使用对乙酰氨基酚，用药应谨慎，因为对乙酰氨基酚有肝损伤的可能
- 肿瘤骨转移疼痛和其他肌肉骨骼疼痛综合征可使用非甾体消炎药。肾功能衰竭、胃肠道溃疡和心力衰竭患者应谨慎使用

辅助药物

- 抗惊厥药，如卡马西平、加巴喷丁和普瑞巴林，可用于神经病理性疼痛
- 三环抗抑郁药，如阿米替林，也可用于神经病理性疼痛
- 双膦酸盐类药物可用于骨转移所致的骨痛，并可预防病理性骨折

- 皮质类固醇药物对骨痛有作用，或对潜在问题为炎症所致的疼痛有作用

非药物治疗

- 麻醉操作包括腹腔丛阻滞、椎体成形术和神经轴阿片类药物滴注
- 对顽固性疼痛综合征，脊髓切断术可能有帮助
- 放松技术、认知行为技术、物理因子治疗、按摩疗法和针灸是对控制疼痛有用的辅助治疗方式

重要概念

- 对阿片类镇痛药耐受是一种生理状态，特征为由于长期给药所致的药效降低
- 长期使用阿片类药物，当躯体开始在生理上适应阿片类药物的存在时，产生躯体依赖性。快速减少药物剂量可导致戒断症状
- 成瘾（精神依赖性）是一种在尽管有害的情况下因非医疗原因寻求或渴求药物的异常行为
- 假性成瘾可由疼痛治疗不足引起，此种情况下患者会频繁要求给予止痛药物。可能会被误认为成瘾

注意

- 应努力找出疼痛综合征的根本机制
- 在开始疼痛治疗时，应该牢记 WHO 阶梯治疗方案
- 不应该拒绝使用阿片类药物，应及早给药，以迅速缓解肿瘤疼痛
- 开始阿片类药物治疗时，应该增加定期给予止吐药及轻泻药（肠道管理）
- 应该定期监测患者出现阿片类药物所致神经毒性的征象

- 处理阿片类药物所致神经毒性时，必须更换阿片类药物
- 在适当的情况下，也应该使用辅助药物和非药物治疗技术

推荐阅读

Hanks G, Cherny NI, Christakis NA, et al. eds. Oxford Textbook of Palliative Medicine (chap 10.1). 4th ed. New York, NY: Oxford University Press; 2009.

NCCN Guideline's for Adult Cancer Pain Management. Version 2. 2012. http://www.nccn.org/professionals/physician_gls/f_guidelines.asp#age

WHO. Cancer Pain Relief and Palliative Care. 2nd ed. Geneva: WHO; 1996.

Zech DF, Gound S, Lynch J, et al. Validation of WHO guidelines for cancer pain relief: 10 year prospective study. Pain. 1995; 63:65-76.

43　疼痛：介入治疗技术

Brian M. Bruel MD，Susan Orillosa MD，Karina Bouffard MD

用于肿瘤疼痛的介入治疗技术

- 肿瘤医疗护理的主要组成部分之一是治疗肿瘤相关的疼痛，这些疼痛对患者的影响贯穿疾病进程、治疗过程及恢复期
- 疼痛可能源于原发疾病、肿瘤相关治疗、合并疾病或上述因素的相互作用
- 肿瘤疼痛可能出现于手术后、放疗后、化疗后和免疫治疗后
- 肿瘤疼痛通常为伤害感受性、内脏性、神经病理性或上述情况相结合
- 介入治疗技术已用于帮助控制疼痛，并且通常与其他治疗方式联合使用，如口服药物和行为治疗。这些技术也可能更适合不能耐受全身使用药物副作用的患者。本章列出了用于肿瘤相关疼痛的介入治疗技术实例

椎管内镇痛

硬膜外

- 用于累及椎间盘、神经根或椎管的原发或转移病灶引起的脊髓或根性疼痛的最常用操作技术
- 可提供高选择性的疼痛缓解，并导致阻滞麻醉
- 可在颈髓、胸髓、腰髓或马尾水平进行硬膜外注射
- 可进行单次注射，通常给予包括或不包括局部麻醉药的类固醇混合物
- 也可通过临时导管进行，可提供连续输注阿片类药物、局部麻醉药或其他辅助药物

神经破坏操作

- 神经破坏操作对在特定外周感觉和内脏传入神经分布区的神

经病理性和（或）内脏性疼痛有帮助

- 化学性和热性神经破坏已被用于帮助缓解疼痛
- 通常在使用局部麻醉药进行诊断性神经阻滞后进行

化学性神经破坏

- 乙醇（98%~100%）或苯酚（5%~10%）
- 操作选择包括：
  - 高比重苯酚鞍区阻滞，用于直肠及骨盆恶性肿瘤患者的会阴中线部位疼痛
  - 腹腔神经丛/内脏神经阻滞，用于源自胃肠道的内脏性疼痛，尤其常见于胰腺癌患者
  - 胸腔内苯酚封闭，用于食管癌所致的内脏性疼痛
  - 上腹下丛阻滞，用于扩散至骨盆的肿瘤
  - 奇神经节阻滞，用于会阴部内脏性疼痛

射频热性消融

- 热性神经破坏通常用于肿瘤负荷所致的局部疼痛或因肿瘤治疗所致的情况
- Gasser 神经节或三叉神经终末分支射频消融用于肿瘤所致的面部疼痛，可用于经过仔细筛选的患者
- 脊柱旁、肋间或外周感觉神经更常进行热性消融治疗

神经阻滞

- 单个或多个外周神经分布区内的靶向局部症状
- 注射包括或不包括局部麻醉药的类固醇，可使疼痛缓解
- 可提供短期和潜在的长期获益，但预计不会获得永久性疼痛缓解
- 常见的被阻滞神经包括但不限于：
  - 星状神经节阻滞，用于上肢疼痛和复杂性区域性疼痛综合征
  - 腰交感神经链阻滞，用于下肢疼痛和复杂性区域性疼痛综合征

– 脊柱旁或肋间神经阻滞，用于开胸术后常见的肋间神经痛

脊髓刺激

- 考虑用于通常由肿瘤相关的治疗所致的慢性神经病理性疼痛。适应证包括：肿瘤患者的慢性区域性疼痛综合征、难治性带状疱疹后神经痛、化疗引起的周围神经病变和放疗后及手术引起的神经损伤

- 在永久性植入前，应对患者进行 3~7 天的试验性脊髓刺激。只有在试验成功后并且患者心理接受后才植入永久性系统

外周神经刺激

- 与脊髓刺激的适应证相同，但应用仅限于神经病理性疼痛，包括特定的非皮节分布的周围神经

- 可放置于枕下区，用于偏头痛

- 提供局部神经阻滞的替代治疗方式

鞘内给药系统

- 通过导管鞘内给药，将镇痛药物靶向递送至脊髓疼痛感受器

- 可减少通常由大剂量全身给药所致的副作用

- 往往通过连续注入镇痛药物或单次鞘内注射，进行鞘内给药试验

- FDA 批准的经常使用的镇痛药物包括吗啡和齐考诺肽

- 严格筛选患者后的其他药物选择包括：氢吗啡酮、芬太尼、舒芬太尼、丁哌卡因、可乐定和巴氯芬

脊椎扩大成形术

- 伴有疼痛的脊椎压缩骨折，可进行后凸成型术或椎体成形术。最常用于多发性骨髓瘤和（乳腺癌、肺癌和前列腺癌）脊柱转移相关的骨折

- 经过严格筛选的患者可同时进行多个节段的手术

- 必须在手术前仔细回顾影像学诊断，以确保脊椎后部皮质未受损，并确保骨折线不是水平的或存在非常显著的椎体高度下降

神经外科手术

使用多学科模式进行疼痛管理，并使用各种疼痛治疗药物。需要神经外科手术以阻断伤害感受通路的患者很少。但是，对其他治疗无效的患者，可考虑神经外科手术进行疼痛管理。

脊髓切断术

- 肿瘤性疼痛患者最常进行的神经外科手术
- 目标是对脊髓丘脑束进行消融，在患者疼痛的对侧进行
- 选择标准：颈部以下的单侧、躯体神经伤害感受性疼痛
- 由于神经病理性疼痛的中枢敏化，作用不大
- 通过椎板切除术入路进行，或者更常使用 CT 介导下经皮射频消融
- 在一项大型研究中，肿瘤人群中的疼痛缓解率可达 83%，但需要更多的研究判定疗效

三叉神经神经束切断术，神经核切除术

- 对三叉神经脊髓束和颅颈连接部的尾侧神经核进行消融
- 选择标准：单侧颅面部肿瘤性疼痛
- 在患者疼痛的同侧使用 CT 介导下经皮射频消融
- 与经皮脊髓切断术的成功率相似，但需要进行更多的研究

脊髓切开术

- 适用于中线部位或双侧骨盆或腹部肿瘤性疼痛
- 脊髓正中切开术或脊髓连合部切开术，目标是阻断脊髓丘脑束跨越脊髓白质前连合部位的交叉纤维
- 在下胸髓部位使用射频消融或显微外科手术制造跨越多个节段的脊髓损害
- 脊髓正中切开术的总体有效率据报道为约 70%，但该项手术很少进行，需要更多的研究

背根进入区（dorsal root entry zone，DREZ）毁损

- 适用于治疗周围神经损伤、神经根损伤或脊髓损伤所致的局

限性、节段性疼痛

- 背根进入区包括脊髓背根的中枢部分、Lissauer 束和脊髓灰质 Rexed 分层的第 I 至第 V 层。背根进入区切开术尝试选择性 毁损这些部位
- 对于肿瘤性疼痛，背根进入区切开术包括抬高脊髓背根，以 对背根进入区的腹外侧部分进行毁损
- 可通过显微外科手术、射频消融、超声波和激光消融进行
- 在肺上沟瘤和放疗所致的神经丛病中研究得最充分

注意

- 多学科模式和经常需要的多种治疗方式，与精心选择的介入 治疗相结合，可改善肿瘤患者的疼痛控制
- 疼痛介入治疗包括神经阻滞、植入装置、脊椎扩大成形术和 神经破坏性手术。在考虑这些治疗时，推荐将患者转诊至疼 痛介入专科医生

推荐阅读

Benzon H, Rathmell JP, Wu CL, et al. Raj's Practical Management of Pain. Philadelphia, PA: Elsevier; 2008.

Benzon HT, Raja S, Molloy RE, et al. Essentials of Pain Medicine and Regional Anesthesia. New York, NY: WB Saunders-Churchill Livingstone; 2005.

Burton AW, Fisch MJ. Cancer Pain Management. New York, NY: McGraw Hill Companies, Inc; 2007.

Christo PJ, Mazloomdoost D. Interventional pain treatments for cancer pain. Ann NY Acad Sci. 2008; 1138:299-328.

Deer TR, Prager J, Levy R, et al. Polyanalgesic Consensus Conference 2012: Recommendations for the management of pain by intrathecal (intraspinal) drug delivery: Report of an interdisciplinary expert panel. Neuromodulation. 2012; 15(5):436-464.

Fitzgibbon D, Loeser J. Cancer Pain: Assessment, Diagnosis, and Management. Philadelphia, PA: Lippincott Williams & Wilkins; 2010.

Gadgil N, Viswanathan A. DREZotomy in the treatment of cancer pain: A review. Stereotact Funct Neurosurg. 2012; 90(6):356-360.

Kanpolat Y, Ugur HC, Ayten M, et al. Computed tomography guided percutaneous cordotomy for intractable pain in malignancy. Neurosurgery. 2009; 64(3 suppl):187-193.

Loeser JD, ed. Bonica's Management of Pain (3rd ed.). Philadelphia, PA: Lippincott Williams & Wilkins; 2001.

44   累及神经系统的副肿瘤综合征

Rajesh R. Yadav MD

概述

副肿瘤综合征指的是由于肿瘤非转移性远隔效应所致器官或组织损害而出现的症状和体征。

在大脑皮质至神经肌肉接头、神经和肌肉组织中的一处或多处部位发生损害时，出现副肿瘤性神经障碍（paraneoplastic neurological disorders，PND）。实例包括边缘叶脑炎、小脑退化、神经病变、神经肌肉接头病变如 Lambert–Eaton 肌无力综合征（LEMS）和重症肌无力（myasthenia gravis，MG）。

流行病学

- 根据肿瘤类型和神经综合征的不同，发病率各异
- 肺癌、特别是小细胞肺癌，引起的副肿瘤性神经障碍的数目和类型均占很大比例
- Lambert–Eaton 肌无力综合征发生于 3% 的肺癌患者
- 胸腺瘤患者重症肌无力的发病率可能为 10%~15%
- 总体发病率似乎很低，全部肿瘤患者中少于 1% 的患者受累
- 浆细胞病相关的副肿瘤性周围神经病的发病率据报道为 5%~15%
- 在罕见的骨硬化性骨髓瘤中，发生主要为运动受累的副肿瘤性外周神经病的可能性高于 50%

发病机制

- 当针对肿瘤表达的神经系统蛋白产生抗体时，发生这些综合征
- 多数患者可在血清和脑脊液中检测到抗体
- 局限性和多灶性免疫攻击引起各种症状和功能缺陷

临床特征

- 副肿瘤综合征可引起持续性神经系统缺陷和功能下降
- 神经系统受累的范围和严重程度决定对功能的影响
- 在确立康复目标时，应考虑治疗方法和潜在的改善情况
- 在严重脑脊髓炎伴随的延髓障碍中，可出现呼吸、交流和营养问题

诊断

- 在既往有肿瘤病史的患者中，副肿瘤性神经障碍应提示进行恶性肿瘤复发或进展的相关检查

鉴别诊断

- 化疗相关的周围神经和自主神经病变
- 肿瘤复发
- 神经丛病
- 随肿瘤进展出现的软脑膜病
- 药物和感染所致的认知功能减退

病史

- 许多副肿瘤性神经障碍发生于肿瘤确诊前的早期阶段
- 肌肉无力、感觉改变、共济失调、认知缺陷和自主神经功能障碍等症状可在数日至数周内出现和进展，然后进入平台期

症状和体征

- 边缘叶脑炎
  - 与睾丸生殖细胞肿瘤相关
  - 认知缺陷，包括幻觉、记忆丧失和焦虑
- 脑脊髓炎
  - 与小细胞肺癌、乳腺癌和胸腺瘤相关
  - 认知、感觉、延髓和运动缺陷
  - 共济失调

- 小脑退化
  - 与恶性肿瘤相关：小细胞肺癌、乳腺癌、妇科肿瘤和霍奇金淋巴瘤
  - 肢体和躯干共济失调
- 副肿瘤性斜视性眼肌阵挛 – 肌阵挛共济失调
  - 罕见的综合征，表现为脑干功能障碍、平衡失调、恶心、呕吐或眩晕
  - 共济失调和小脑性震颤可能与斜视性眼肌阵挛的"舞动眼"和全身性肌阵挛相关
- 眼球运动包括快速和方向变化的眼球震颤，在眼球随意运动时加重
- 往往存在严重的对称性或非对称性共济失调，限制步行和功能性日常生活活动
- 共济失调、斜视性眼肌阵挛和肌阵挛的程度各异
  - 与乳腺癌、妇科肿瘤和支气管源性肿瘤相关
- 亚急性运动神经病
  - 原发病诊断通常为霍奇金淋巴瘤或非霍奇金淋巴瘤
  - 为仅运动神经元受累的疾病，并且通常无上运动神经元体征
  - 感觉丧失程度较轻或不存在感觉丧失
  - 亚急性、进行性、无痛性、双侧轻度非对称性肌肉无力，起始于双下肢，并最终可能累及双上肢
- Lambert–Eaton 肌无力综合征
  - 与小细胞肺癌相关
  - 对称性、进展缓慢的近端肌肉无力，运动时可暂时缓解
  - 可能存在反射消失、自主神经功能障碍和颅眼部症状

辅助检查
- 诊断检查可包括脑部 MRI、正电子发射断层摄影术（PET）扫描、血液和脑脊液检查

- 脑部 MRI 可辅助边缘叶脑炎的诊断
- 筛查可指示发现隐匿的恶性肿瘤
  - 实例包括与副肿瘤性脑脊髓炎相关的 P/Q 型电压门控钙通道抗体、乙酰胆碱受体抗体和抗 Hu 抗体

治疗

- 在处理副肿瘤性神经障碍时，及时诊断和治疗肿瘤是至关重要的
- 辅助治疗可包括静脉注射免疫球蛋白、血浆去除术、皮质类固醇和免疫抑制药
- 在副肿瘤综合征的一般治疗中，除多肌炎、Lambert–Eaton 肌无力综合征和斜视性眼肌阵挛–肌阵挛外，治疗效果相对较差
- 使用皮质类固醇、化疗药物、血浆去除术和静脉注射免疫球蛋白均未获得成功
- 肿瘤切除或全身治疗对小部分患者起作用
- 往往为支持性治疗
- 斜视性眼肌阵挛–肌阵挛综合征通常为进行性，但皮质类固醇或促肾上腺皮质激素（ACTH）可能起作用
- 肿瘤切除及治疗、免疫抑制、静脉注射免疫球蛋白和血浆去除术可能对 Lambert–Eaton 肌无力综合征起作用
- 许多患有皮肌炎和多肌炎的患者使用免疫抑制治疗可获得改善
- 亚急性运动神经病在数月或数年的时间间隔后可能出现自发稳定或改善，并且使用抗感染治疗不会缩短这一时间间隔

预后

- 自发改善罕见，但是症状可进入平台期
- 有赖于原发的疾病进程及其对治疗的反应

注意

- 可能出现与恶性肿瘤相关的多种神经系统症状
- 应首先除外导致神经功能下降更为明显的病因

推荐阅读

Dalmau JD, Rosenfeld MR. Overview of paraneoplastic syndromes of the nervous system. UpToDate, 2011.

Darnell RB, Posner JB. Paraneoplastic syndromes affecting the nervous system. Semin Oncol. 2006; 33:270-298.

Levin VA. Cancer in the Nervous System. 2nd ed. New York, NY: Oxford University Press; 2002:423-437.

Rees J. Paraneoplastic syndromes. Curr Opin Neurol. 1998; 11(6):633-637.

45　神经丛病：臂丛

Ying Guo MD MS

概述

起源于颈和上胸神经根，终止于上肢各个神经的外周神经网络功能障碍。

病因 / 分型

- 肿瘤瘤体直接压迫
- 肿瘤细胞侵害神经
- 放疗可引起对轴突的直接损伤、对小的神经内组织的间接损伤，或在多灶性失神经支配情况下轴突的缺血性改变
- 头颈部或胸部外科手术时牵拉臂丛，可导致神经损害。也可由头颈部或肺部肿瘤压迫或侵害引起
- 术后也可出现特发性臂丛神经病，被认为是一种炎症性疾病

流行病学

- 与肿瘤相关的臂丛神经病：0.4%（最常见的肿瘤为乳腺癌和肺癌）
- 与放疗相关的臂丛神经病：2%~5%
- 特发性臂丛神经病（也称为 Parsonage-Turner 综合征、麻痹性臂丛神经炎、臂丛神经病变、急性臂丛神经根炎或上臂肌肉萎缩），据估计年发病率为 2~3/10 万

发病机制

- 多数与轴突损伤相关
- 脱髓鞘
- 两者相结合

临床特征

▪ 上肢感觉减退和肌力下降，导致日常生活活动障碍。疼痛可
引起进一步的功能受限

诊断

病史

▪ 有肿瘤（乳腺癌及肺癌）病史的患者及进行放疗的患者出现
慢性进行性症状，提示为上述原因所致

▪ 急性起病更可能与特发性臂丛神经病或牵拉性损伤相关

体格检查

▪ Horner 综合征伴有肩痛和肌肉无力，强烈提示肺部肿瘤

▪ 感觉丧失

▪ 疼痛

▪ 肌肉无力和萎缩

▪ 出现无力的肌肉，其腱反射可能会减弱

辅助检查

▪ 神经传导和肌电图（EMG）：可发现按皮节分布的感觉障碍
（C_5- 前臂外侧神经，C_6- 桡神经，C_7- 正中神经、位于中指，
C_8- 尺神经，T_1- 前臂内侧神经）。应该对全部 3 个神经（桡
神经、尺神经和正中神经）进行运动神经传导检查。对肌肉
进行肌电图检查，每个外周神经至少应该检查两块肌肉，每
个肌节至少检查两块肌肉。神经丛病急性起病 3 周内可能不
会发现肌肉异常自发活动。放疗引起的神经丛病可观察到肌
纤维颤搐放电

▪ MRI：磁共振神经造影是一项专门的操作，可观察到单个神
经根、神经丛节段和外周神经，用于评估可进行手术的损害

鉴别诊断

▪ 鉴别肿瘤复发与放疗性神经丛病（表 45.1）

▪ 胸廓出口综合征

表 45.1　肿瘤或放疗所致的神经丛病鉴别诊断

	肿瘤	放疗
疼痛起病	+++	+
感觉异常	+	+++
肌肉无力	+	++
EMG		肌束震颤
		肌纤维颤搐放电
部位	神经丛下部（下干和内侧束）	神经丛上部

+. 弱关联
+++. 强关联

治疗

▪ 肿瘤：放疗、化疗，使用加巴喷丁、普瑞巴林治疗神经病理性疼痛，手术，可能与淋巴水肿有关
▪ 放疗所致的臂丛神经病：对症治疗，维持关节活动度

注意

▪ 当肿瘤患者出现肌肉无力或麻木时，始终将肿瘤作为鉴别诊断
▪ 当患者出现新发臂丛神经病时，告知肿瘤科医生
▪ 正确的诊断可帮助患者适应其功能障碍

推荐阅读

Johansson S, Svensson H, Denekamp J. Dose response and latency for radiation-induced fibrosis, edema, and neuropathy in breast cancer patients. Int J Radiat Oncol Biol Phys. 2002; 52(5):1207.

Kori SH. Diagnosis and management of brachial plexus lesions in cancer patients. Oncology. 1995; 9(8):756-765.

46 神经丛病：腰骶丛

Ying Guo MD MS

概述

起源于腰骶神经根、终止于下肢各个神经，支配双下肢和双足肌肉和皮肤的外周神经网络功能障碍。

病因／分型

- 肿瘤相关：原发性或转移性肿瘤侵害或压迫神经丛（由结肠直肠癌、乳腺癌、肺癌、胃癌、甲状腺癌、肾癌、输尿管癌、膀胱癌、睾丸癌、阴茎癌、前列腺癌、宫颈癌、卵巢癌、子宫癌、阴道癌、黑色素瘤、淋巴瘤、神经鞘瘤、脊索瘤、肉瘤、神经纤维瘤引起）
- 放疗性神经丛病
- 腹膜后血肿（抗凝）
- 脓肿：患者通常有腹部或盆腔手术史

流行病学

腰骶神经丛病的发病率不详。

发病机制

- 多数与轴突损伤相关
- 放疗性神经丛病由组织纤维化、放疗所致的轴突损伤和微梗塞所致

临床特征

- 下肢感觉减退、肌力下降，导致转移和步行障碍
- 疼痛可引起进一步的功能和生活质量受限

诊断

鉴别诊断

▪ 肿瘤复发与放疗性神经丛病鉴别（表 46.1）

▪ 腰骶神经丛病：椎旁肌肌电图和感觉传导检查可帮助进行鉴别

▪ 马尾综合征：患者表现为神经源性膀胱和肠道症状，并可能存在直肠感觉减退和张力降低

▪ 腹膜后血肿或髂腰肌血肿：突发起病、血红蛋白下降、瘀斑

表 46.1 肿瘤或放疗所致的腰骶神经丛病鉴别诊断

	肿瘤	放疗
疼痛	早期可能为严重疼痛，可呈放射性	轻度疼痛
感觉异常	晚期	
肌肉无力	晚期	早期
部位	神经丛下部	神经丛上部

病史

▪ 有肿瘤病史的患者及进行放疗的患者出现慢性进行性症状，提示为上述原因所致

▪ 急性起病可能与血肿相关

▪ 亚急性起病见于脓肿引起的腰骶神经丛病。对有腹腔/盆腔部位放疗病史和手术史的患者，应提高警惕，可能存在内脏穿孔

体格检查

▪ 详细检查双下肢肌肉力量、感觉和腱反射

▪ 触诊腹股沟区域是否存在血肿

辅助检查

▪ 神经传导和肌电图（EMG）：感觉神经传导检查：腓肠神经、腓浅神经、内跖神经和隐神经。运动神经传导检查：股神经、胫神经和腓神经。H 波。对肌肉进行肌电图检查，每个外周

神经至少应该检查两块肌肉，每个肌节至少检查两块肌肉，检查每个节段的椎旁肌

- 神经丛病急性起病 3 周内可能不会发现肌肉异常自发活动
- 如果症状为双侧或弥漫性，应该进行上肢神经传导检查除外多神经病变
- 放疗引起的神经丛病可观察到肌纤维颤搐运动单位

■ CT 和 MRI：可帮助除外肿瘤复发、血肿或脓肿

治疗

■ 肿瘤：放疗、化疗，药物治疗及手术

■ 存在神经病理性疼痛的患者：加巴喷丁、普瑞巴林、度洛西汀、阿米替林或文拉法辛可用于控制症状

■ 放疗所致的神经丛病：对症治疗，物理治疗及作业治疗，以提高功能

预后

■ 肿瘤复发所致神经丛病的预后，有赖于肿瘤的治疗情况

■ 放疗所致的神经丛病，通常病程进展缓慢

■ 血肿所致的神经丛病，功能恢复的预后相对较好

注意

■ 根据患者的感觉丧失和肌肉无力情况应用康复治疗原则

■ 发现病因可帮助患者适应其功能障碍

推荐阅读

Jaeckle KA, Young DF, Foley KM. The natural history of lumbosacral plexopathy in cancer. Neurology. 1985; 35(1):8-15.

Ladha SS, Spinner RJ, Suarez GA, et al. Neoplastic lumbosacral radiculoplexopathy in prostate cancer by direct perineural spread:

An unusual entity. Muscle Nerve. 2006; 34(5):659-665.

Planner AC, Donaghy M, Moore NR. Causes of lumbosacral plexopathy. Clin Radiol. 2006; 61(12):987-995.

Thomas JE, Cascino TL, Earle JD. Differential diagnosis between radiation and tumor plexopathy of the pelvis. Neurology. 1985; 35(1):1-7.

47 压疮

Cynthia A. Worley BSN RN CWOCN

概述

国家压疮专家咨询小组（National Pressure Ulcer Advisory Panel，NPUAP）将压疮定义为皮肤和（或）其下方组织的局限性损伤，通常位于骨突表面，由压力或压力合并剪切力所致。

病因

- 过度的压力导致缺血和坏死
- 压力的持续时间和所需的压力量之间呈负相关。小量压力长时间加压可引起和大量压力短时间加压一样的损害
- 一些身体组织比其他部位更能承受压力（即：肌肉比皮肤对压力更敏感）
- 内在和外在因素共同对形成压疮起作用

流行病学

- 急性期医疗护理阶段压疮的发病率为 7%~9%，长期医疗护理阶段的发病率据估计为 3%~31%，家庭护理阶段的发病率据估计为 0~17%
- 急性期医疗护理阶段压疮的患病率据估计为 14%~17%，长期医疗护理阶段为 27%，家庭护理阶段的患病率据估计为 3%~10%
- 压疮最常发生于急性期医疗护理阶段和长期医疗护理阶段的疾病晚期患者

发病机制

- 深部组织损伤最初由 V 型压力梯度所致。当支撑面被施加向

上的应力以抵抗骨突施加的向下的应力时，产生梯度

- 压力在梯度顶点处最大，向两侧越接近表面越小。V 型的顶点在其最深的位置
- 血管、皮下脂肪、筋膜和肌肉在两种应力之间受压
- 当机械应力被平行施加于组织部位时，产生剪切应力。骨骼及其附着结构在皮下滑动，而皮肤保持相对固定，通过皮肤和支撑面之间的摩擦力保持在原位。滑动导致血管受压和缺血

危险因素

- 感知觉受损
- 潮湿环境
- 活动减少
- 移动受损
- 营养状况下降
- 摩擦力 / 剪切力
- 老年人
- 男性
- 非洲裔美国人
- 体质指数低
- 尿失禁或大便失禁
- 使用约束带
- 发热 / 败血症
- 低血压
- 脱水
- 贫血
- 免疫抑制
- 肾衰竭
- 合并症，如糖尿病和恶性肿瘤

- 恶液质
- 疲劳所致的活动水平降低和肌肉萎缩
- 蛋白质降解，导致免疫状态受损和生存率降低

临床特征

- NPUAP 制定了压疮的分期系统。分期为 I 期至Ⅳ期、可疑深部组织损伤和无法分期
- 根据对最深层存活组织的观察和辨别判定分期。如果患者的压疮表面覆盖无活性的组织，不能进行分期
- I 期定义为"完整皮肤上局部区域压之不褪色的红斑，通常在骨突表面。暗色色素沉着的皮肤可能无法观察到褪色，其颜色可能和周围区域不同"
- Ⅱ期定义为"真皮部分缺失，表现为表浅的开放性溃疡，粉红色创面，没有坏死组织。也可表现为未破损的或开放性的 / 破损的充满血清的水疱"
- Ⅲ期定义为"组织全层缺失，可见皮下脂肪，但未暴露骨骼、肌腱或肌肉。可能存在坏死组织，但不掩盖组织缺失的深度。可能存在皮下剥离和隧道形成"
- Ⅳ期定义为"组织全层缺失，骨骼、肌腱或肌肉暴露。创面的某部分可能存在坏死组织或焦痂，往往存在皮下剥离和隧道形成"
- 可疑深部组织损伤定义为"完整皮肤局部区域的紫色或栗色变色，或由于压力和（或）剪切力导致深部软组织损伤所致的充血水疱"
- 无法分期用于定义"组织全层缺失，压疮基底部创面覆盖有坏死组织（黄色、黄褐色、灰色、绿色或褐色）和（或）焦痂（黄褐色、褐色或黑色）"

自然史

- 压之不褪色的红斑区域可能会或不会发展为更大的组织破坏区域
- 浅表的压疮可通过再生而愈合，破坏的组织被同类型的组织所替代
- 全层压疮通过修复而愈合，因为破坏的组织不能再生。缺损部位被瘢痕组织填充
- 尿失禁和（或）大便失禁可在压疮形成过程中起重要的作用
- 压疮风险和疾病晚期患者功能状态之间存在强线性相关

诊断

- 病史、体格检查和危险因素评估
- 目前的肿瘤治疗情况，包括最后一次化疗和放疗的情况
- 通过轻柔地按压骨突表面的发红区域进行检查，如果该区域褪色则不是压力相关的损伤
- Braden 量表（表 47.1）是在美国最广泛使用的压疮危险因素评定工具。包括含有数字分值范围的 6 个子量表。总分越低，发生压疮的风险越高

治疗

一般临床处理

- 如果患者不能离床活动，通过使用翻身计划缓解压力
- 轮椅使用者频繁进行体位改变
- 床和轮椅均使用适当的支撑面
- 进行最初的基线评分后，每周进行 Braden 危险因素评定
- 如果 Braden 评分低，请营养科会诊
- 移动相关问题，请物理治疗会诊
- 解决失禁问题

表 47.1　预测压疮风险 Braden 量表

	1. 完全受限	2. 非常受限	3. 轻度受限	4. 无障碍
感知觉 对压力所致的不适感做出有效反应的能力	由于意识水平下降或镇静，或者身体绝大部分感觉疼痛的能力受损，对疼痛性刺激无反应（无呻吟，退缩或抓握）	仅对疼痛性刺激做出反应。除了呻吟和躁动不安外，无法表达不适感 或者 由于感觉受损使身体超过50%的部分感觉疼痛或不适的能力受损	可对言语命令做出反应，但不能始终表达需要 或者 由于感觉受损使身体存在一定的感觉障碍，使一至两个肢体感觉疼痛和不适感的能力受损	可对言语命令做出反应。没有使感觉和不适感告知疼痛或不适身受损的感觉障碍
湿度 皮肤暴露于潮湿润环境的程度	1. 持续处于干湿润环境 皮肤始终排汗和尿液等浸湿。每次患者移动或翻身时可检查到潮湿情况	2. 经常处于干湿润环境 皮肤经常但不总是处于干湿润环境。每次交班至少更换床单1次	3. 偶尔处于干湿润环境 皮肤偶尔处于干湿润环境，大约每天额外更换床单1次	4. 很少湿润 皮肤通常保持干燥，仅需在常规时间间隔更换床单
活动 身体活动的程度	1. 卧床 卧床不起	2. 可坐起，不能步行 步行能力严重受损或不能步行。不能负担体重和（或）必须辅助下坐座椅或轮椅	3. 偶尔步行 白天偶尔步行，但是距离非常短，需要或不需要辅助，大部分时间在床上或座椅上	4. 经常步行 户外步行每日至少2次，清醒状态下屋内步行至少每2小时一次

（续表）

	1. 完全制动	2. 非常受限	3. 轻度受限	4. 无受限
移动 变换和控制身体位置的能力	在没有辅助的情况下完全不能改变身体或肢体位置	偶尔可稍微改变身体或肢体位置，但不能独立进行频繁或较大的体位改变	独立频繁进行体位改变，但仅可稍微改变身体或肢体位置	无辅助下频繁进行较大的体位改变
	1. 非常差	2. 可能不足	3. 充足	4. 极好
营养 通常的进食模式	从未进食整餐，很少进食超过任何提供食物的1/3。每日进食含蛋白质（肉或乳制品）的餐食或两餐以下。摄取水分较少或未进食液体食物补充剂 或者 禁食和（或）使用清流或静脉输液维持或静脉输液>5天	很少进食整餐，通常进食食物的1/2。蛋白质摄入为三餐食含肉或乳制品的餐食仅为三餐。偶尔进食食物补充剂 或者 接受较少量的流或鼻饲饮食	多数进餐时可进食超过1/2。每日共进食含蛋白质的餐食（肉和乳制品）四餐。偶尔会拒绝肉制品，但通常进食提供的食物补充剂 或者 鼻饲饮食或全胃肠外营养（TPN）方案可满足多数营养需求	每餐进餐时可进食绝大部分。从不拒绝进食。通常每日进食含肉和乳制品的餐食四餐或以上。偶尔在两餐之间进食其他食物。不需要进食其他食物补充剂

（续表）

摩擦力和剪切力	1. 存在问题	2. 可能存在问题	3. 无明显问题
	移动时需要中等程度至极大程度辅助。不能在不在床单上滑动身体的情况下完全抬起身体。在床上或座椅上频繁向下滑动，需要在极大辅助下频繁重新恢复体位。痉挛、挛缩或躁动导致几乎持续存在的摩擦力	移动时费力，或需要极小程度的辅助。在移动过程中，皮肤在床单、座椅、约束带或其他装置上可能有一定程度的滑动。在大多数情况下可在座椅或床上保持相对良好的体位，但有时会向下滑动	独立在床和轮椅上移动，移动时有充分的肌力完全抬起身体。在床或座椅上能够保持良好的体位

■ 常规进行适当的实验室检查，因为其与创面愈合及适当的干预措施（如果需要）相关

外科

■ 如果患者的免疫状态许可，锐性清理失活组织

■ 整形外科，包括皮瓣覆盖

局部敷料

■ 评估创面特点，确定适当的局部敷料：

– 很少或少量引流：泡沫敷料、水状胶体、凝胶/纱布敷料、合成敷料、透明薄膜

– 中等量引流：泡沫敷料、藻酸钙或水化纤维

• 创面更深的情况下，需要"填充"敷料和覆盖敷料

– 大量引流：考虑负压引流系统、藻酸钙/泡沫敷料联合使用，并增加更换敷料的频率

预后

■ 创面愈合有赖于患者状况和治疗条件

■ 愈合的压疮区域组织耐力下降，不采取适当的预防措施会有发生再损伤的风险

■ 在整个肿瘤治疗过程中应该对患者进行监测，观察创面恶化的征象

注意

■ 观察感染的症状和体征，在适当的情况下给予全身及局部治疗

■ 随着创面情况改变而改变局部治疗

■ 如果 2 周内没有改善，可能需要进行完整的再次评定，以确定未能获得改善的原因

推荐阅读

Lyder C. Assessing risk and preventing pressure ulcers in patients with cancer. Semin Oncol Nurs. 2006; 22(3):178-184.

Maida V, Corbo M, Dolzhykov M, et al. Wounds in advanced illness: A prevalence and incidence study based on a prospective case series. Int Wound J. 2008; 5(2):305-314.

Maida V, Lau F, Downing M, et al. Correlation between Braden Scald and Palliative Performance Scale in advanced illness. Int Wound J. 2008; 5(4)585-590.

National Pressure Ulcer Advisory Panel. http://www.npuap.org

48　肺部：胸腔积液

Carlos A. Jimenez MD

概述

　　肿瘤患者的胸腔积液中是否发现恶性肿瘤细胞，对治疗和预后有显著的影响。因为恶性胸腔积液往往表明疾病晚期，难以治愈，治疗备选方案往往指向姑息治疗。

病因

- 几乎任何类型的肿瘤均可累及胸膜腔
- 肺癌占恶性胸腔积液的一半以上，其次为乳腺癌
- 肿瘤患者胸腔积液中的 17% 为 "类恶性"，因为其不是由恶性肿瘤直接累及胸膜腔所致，而是由于肿瘤的局部或全身效应、肿瘤治疗并发症或合并非恶性肿瘤性疾病所致

流行病学

- 美国恶性胸腔积液估计的发病率为每年 150 000 例

发病机制

- 除了肿瘤直接累及胸膜，恶性胸腔积液还可发生于淋巴管阻塞及局部产生血管内皮生长因子（VEGF）增加
- 淋巴管阻塞是类恶性胸腔积液最常见的原因
- 类恶性胸腔积液的其他原因包括：
  - 支气管梗阻
  - 肺不可再复张
  - 肺栓塞
  - 肺炎

危险因素

- 肿瘤转移性疾病
- 恶性纵隔淋巴结病
- 肺炎
- 充血性心力衰竭

临床特征

患者可表现为气促（呼吸困难）、咳嗽或胸痛。

诊断

鉴别诊断
- 胸腔积液分析对判定其原因至关重要
- 胸腔积液的鉴别诊断项目广泛，可包括肺炎旁性胸腔积液、肿瘤、肺栓塞、类风湿关节炎、胰腺炎、心肌梗死后和自身免疫性疾病

病史
- 逐渐起病的劳力性呼吸困难
- 大量积液时可出现咳嗽

体格检查
- 受累半侧胸廓叩诊时浊音
- 受累半侧胸廓听诊时呼吸音消失

辅助检查
- 大约 2/3 的恶性胸腔积液在胸腔积液细胞学检查中可发现恶性肿瘤细胞
- 下列情况下可能需要进行胸膜活检：胸腔积液的原因不明或为确定恶性肿瘤是否累及胸膜腔

功能影响
- 功能状态恶化可能会影响患者接受进一步肿瘤治疗的能力
- 未经引流的中等程度或大量肺炎旁性胸腔积液可能会削弱抗

生素治疗的效果

治疗

- 针对胸腔积液的原因治疗
- 根据每位患者的需求，制定症状姑息治疗方案
- 用以推荐最佳姑息治疗方式的评估重要组成部分包括：
  - 患者的选择
  - 功能状态和之前胸腔穿刺术的信息，包括抽吸出的积液量、肺是否再膨胀和呼吸困难是否获得缓解以及两次抽吸之间的时间间隔
- 吸氧，阿片类药物，再次胸腔穿刺术，留置胸腔导管和胸膜固定术，是最常用的获得症状缓解的措施

预后

- 预后有赖于胸腔积液的原因
- 恶性胸腔积液患者如果功能状态良好及治疗性胸腔穿刺术后肺再膨胀良好，对其进行姑息治疗的效果更好，并且体力活动的耐受性更好
- 随着恶性肿瘤进展，预计功能状态将恶化

注意

- 肿瘤患者出现胸腔积液，需要仔细的评估，确定胸腔积液的病因，以推荐最佳的治疗和姑息治疗方式
- 使用留置胸腔导管以定期引流持续性胸腔积液，可帮助一些肿瘤晚期患者耐受更长时间的体力活动

推荐阅读

Light RW, Lee YCG. Textbook of Pleural Diseases. London, UK: Hodder Arnold; 2008.

Uzbeck MH, Almeida FA, Sarkiss MG, et al. Management of malignant pleural effusions. Adv Ther. 2010; 27(6):334-347.

49 放疗效应：中枢神经系统

Jack B. Fu MD

概述

由于之前放疗所致的中枢神经系统效应包括神经源性肌肉无力和认知功能障碍。

病因／分型

- ▪ 急性反应：在最初数周内
- ▪ 早期迟发反应：在治疗 1~6 个月内
- ▪ 晚期迟发反应：治疗数月至数年后，包括放射性坏死

流行病学

- ▪ 肿瘤性病变常进行针对中枢神经系统的放疗，急性反应常见
- ▪ 放疗迟发效应的风险随着总剂量的增加而增加，特别是在超过 50 Gy 后
- ▪ 据报道接受 30 Gy 照射的患者，放射性坏死的发生率可达 2%~50%

发病机制

- ▪ 放疗是对肿瘤细胞的毒性作用。尽管试图仅将放疗集中于病灶部位，还是可能对邻近的细胞产生一定的附带损害
- ▪ 毛细血管渗透性增加导致细胞外水肿、脱髓鞘和凝固性坏死
- ▪ 还有神经祖细胞活性降低的证据
- ▪ 血管损害可能导致缺血性脑血管意外反复发作
- ▪ 同时进行化疗可加重血管创伤

放疗迟发反应的危险因素

- 年龄（7 岁以下或 60 岁以上）
- 每次放疗剂量超过 2 Gy
- 累积剂量高
- 脑部受辐射量大
- 超分割放疗方案
- 总治疗时间短
- 同时或随后进行化疗
- 合并存在血管危险因素

临床特征

- 认知改变 / 精神疲劳
- 癫痫发作
- 头痛
- 上运动神经元体征
- 肌肉无力
- 麻木
- 共济失调和动作失调

自然史

- 急性反应：功能急剧衰退，伴有局灶性功能障碍
- 早期迟发反应：嗜睡、疲劳、认知功能障碍
- 晚期迟发反应：通常不可逆，呈进行性，出现记忆力障碍、视觉运动处理障碍、定量技能障碍、注意力障碍，持续数月至数年

诊断

鉴别诊断

- 新发中枢神经系统转移病灶

- 原发中枢神经系统病灶进展
- 癫痫发作
- 脑血管意外
- 脑脓肿

病史

- 渐进性起病的肌肉无力 / 动作失调
- 感觉改变
- 头痛
- 新发认知改变
- 癫痫发作恶化或新发癫痫发作
- 跌倒
- 视觉改变
- 肠道功能障碍恶化或新发肠道功能障碍
- 膀胱功能障碍恶化或新发膀胱功能障碍

体格检查

- 感觉障碍
- 运动障碍 / 轻偏瘫
- 认知障碍
- 吞咽困难
- 失语
- 反射亢进 / 肌张力过高
- 脑神经麻痹
- 视觉障碍

辅助检查

- MRI
- CT
- 神经心理学测验
- 脑电图（EEG），如果怀疑癫痫发作

▨ 腰椎穿刺术可帮助评估软脑膜疾病

潜在危险

▨ 可能需要更好地辨别病变是肿瘤复发还是放射性坏死。但是影像学检查往往足以进行判断

治疗

一般临床处理

▨ 内科治疗选项尚未进行过很好的研究，但是有一些证据表明内科治疗有益，尽管获得的成功有限。内科治疗可包括：
- 皮质类固醇
- 大剂量维生素，如维生素 E_1（α生育酚）、异维甲酸（异维 A 酸）
- 高压氧
- 抗血小板药物（如阿司匹林）
- 抗凝血药物（如低分子肝素）
- 他莫昔芬
- 贝伐单抗
- 己酮可可碱

外科

▨ 手术切除坏死组织不常用
▨ 可在由于占位效应需要进行切除和脑积水的患者进行

运动

▨ 运动和治疗应针对神经功能障碍
▨ 瘫痪肢体关节活动度练习
▨ 日常生活活动、步行、转移和轮椅移动训练

会诊

▨ 物理医学康复科
▨ 神经外科
▨ 神经肿瘤学

- 神经心理学
- 肿瘤放疗科

治疗并发症

- 手术切除不常用，可导致新发神经系统症状恶化
- 根据所选的药物，内科治疗可产生多种副作用。皮质类固醇是最常用的药物，可导致高血糖症、体重增加和水肿

预后

- 急性反应和早期迟发反应的预后良好
- 放疗迟发效应 / 放射性坏死的神经系统和功能恢复差。许多患者遭受永久性神经系统症状。尽管如此，仍应该努力恢复丧失的功能

注意

- 放疗迟发效应难以治疗，其治疗对患者和临床医生均会造成挫败感。尚未对药物治疗进行很好的研究，并且并不是很有效，神经系统恢复通常有限
- 往往表现为新发神经功能障碍。鉴别诊断应包括肿瘤复发、癫痫发作、脑血管意外等。检查包括影像学检查；如果影像学检查不能发现病因，应进行活检

推荐阅读

Dietrich J, Monje M, Wefel J, Meyers C. Clinical patterns and biological correlates of cognitive dysfunction associated with cancer therapy. Oncologist. 2008; 13:1285-1295.

Roman DD, Sperduto PW. Neuropsychological effects of cranial radiation: Current knowledge and future directions. Int J Radiat Oncol Biol B. 1995; 31:983-998.

Sheline GE. Radiation therapy of brain tumors. Cancer. 1977; 39:873-881.

50 放疗效应：脊髓炎

Rajesh R. Yadav MD

概述

放射性脊髓炎是脊髓损伤的一种形式，可能发生于对脊柱及其周围区域的放射治疗后。

病因 / 分型

■ 可分类为
 – 急性（早期或短暂性）
 – 迟发

流行病学

■ 自从 20 世纪 40 年代首次描述放射后脊髓损伤以来，技术的进步已经减少了周围区域所不应获得的放射量
■ 肺癌患者接受 5 000 cGy 后存活 18 个月的患者，脊髓病的发生率为 5%
■ 霍奇金病进行斗篷野照射法后短暂性放射性脊髓炎的发病率据报道为 10%~15%

发病机制

■ 脊髓对放射的耐受性有赖于累积剂量和分割大小
■ 白质改变包括
 – 脱髓鞘
 – 轴突损伤
 – 局灶性坏死
■ 血管改变包括
 – 毛细血管扩张

- 内皮肿胀，纤维蛋白渗出
- 透明变性和增厚
- 血管周围纤维化
- 血管炎
- 纤维蛋白样坏死

■ 急性放射损伤的短暂本质是由于
- 轴突水肿
- 血管坏死
- 弥漫性短暂性脱髓鞘

■ 迟发晚期辐射损伤是更为永久性的损伤，被认为是由于髓内梗死或血管损伤出血所致

危险因素

■ 斗篷野和脊柱放射
■ 风险与剂量相关，总放射剂量超过 5 000 cGy 或每日放射分割超过 200 cGy 更常见

临床特征

■ 症状通常隐袭起病
■ 可观察到肢体瘫痪、麻木、括约肌功能障碍
■ 感觉改变可包括温度觉或本体感觉减弱
■ 下肢肌肉无力、足下垂或照射野以下完全瘫痪
■ 神经源性肠道及神经源性膀胱

诊断

鉴别诊断
■ 肿瘤复发
■ 脊髓受压
■ 脊柱不稳

- 神经丛病
- 周围神经病变
- 软脑膜疾病
- 创伤
- 维生素 B_{12} 缺乏
- 副肿瘤综合征
- 脱髓鞘疾病，包括多发性硬化

病史

- 急性放射损伤
  - 放疗完成后数周至数月出现
  - 表现为间断性的短期存在的感觉异常，患者描述为对称性的从颈部延伸至四肢的麻刺感、麻木感或电击感
- 迟发性放射损伤
  - 放疗完成后 6~24 个月出现，但可于数年后迟发
  - 放射剂量更大，每次分割的剂量更大及儿童时期接受照射，潜伏期更短
  - 患者可出现进行性神经功能下降，并可能出现截瘫或四肢瘫
  - 症状可能为轻度或重度
  - 功能障碍包括感觉和运动异常、肠道和膀胱功能障碍及高位损伤后膈肌功能紊乱
  - Brown-Sequard 脊髓半切综合征起病时更接近尾侧，并上升至受照射的脊髓节段
  - 神经功能障碍通常在数周至数月逐渐进展，然后进入平台期
  - 脊柱较低节段接受放射可能出现下运动神经元综合征，表现为神经根症状，包括缓慢进展的下肢无力，膀胱和肠道功能基本正常
    - 尽管下肢无力逐渐加重，患者可维持步行数年
- 疼痛通常不是突出的主诉

体格检查

- Lhermitte 征
  - 从颈部到肢体的电击样感觉，通常由颈部屈曲引起
  - 仅出现于小部分患者(少于4%)，起病时间中位数为3个月，持续时间中位数为 6 个月
- 感觉功能障碍和运动肌肉无力
- 步态异常
- 肠道和膀胱功能障碍

辅助检查

- 神经影像检查
  - T_1 加权像低信号，T_2 加权像高信号及不同程度的水肿
  - 也可能为非特异性
- MRI 对除外其他原因的脊髓病（包括肿瘤）有帮助

治疗

- 大剂量皮质类固醇
  - 该治疗有时可导致明显的临床和影像学缓解
- 在近期的一项个案报道中，贝伐珠单抗成功用于迟发放疗损伤所致的截瘫
- 还有其他多种治疗，但疗效有限
- 对功能障碍应开具康复治疗措施的处方，包括自我照护性日常生活活动、移动、代偿装置和家庭训练

预后

- 急性放疗损伤症状往往在发病 2~9 个月自发缓解
- 迟发性脊髓病为永久性，症状和体征很少缓解

注意

- 对于有放疗史且放疗区域包含脊柱的患者，如神经功能受损

应将放射性脊髓病纳入鉴别诊断

推荐阅读

Chamberlain MC, Eaton KD, Fink J. Radiation-induced myelopathy: Treatment with bevacizumab. Arch Neurol. 2011; 68(12):1608-1609.

Dropcho EJ. Central nervous system injury by therapeutic irradiation. Neurol Clin. 1991; 9:9690-988.

Gibbs IC, Patil C, Gerszten PC, et al. Delayed radiation-induced myelopathy after spinal radiosurgery. Neurosurgery. 2009; 64(2):A67-A72.

Kavanaugh B. Complications of Spinal Irradiation. http://www.uptodate.com/contents/complications-of-spinal-cord-irradiation. Accessed April 12, 2013.

Mul VE, de Jong JM, Murrer LH, et al. Lhermitte sign and myelopathy after irradiation of the cervical spinal cord in radiotherapy treatment of head and neck cancer. Strahlenther Onkol, 2012; 188(1):71-76.

Patchell RA, Posner JB. Neurologic complications of systemic cancer. Neurol Clin. 1985; 3:729-750.

Rampling R, Symonds P. Radiation myelopathy. Curr Opin Neurol. 1998; 11(6):627-632.

51　骶骨切除术

Rajesh R. Yadav MD

概述

用于治疗侵袭性肿瘤的骶骨部分或完全切除术在技术上存在挑战，并且很少进行。

病因

- 骶骨切除术用于下列肿瘤，包括
  - 脊索瘤
  - 结肠直肠肿瘤
  - 骨巨细胞瘤
  - 骨肉瘤
  - 神经母细胞瘤
  - 神经节瘤
  - 神经鞘瘤
  - 韧带样纤维瘤
- 局部侵袭性肿瘤（如直肠癌）可能也需要使用这种治疗方式

流行病学

- 需要进行骶骨切除术的肿瘤中，脊索瘤占 36%
- 结肠直肠肿瘤：24%
- 骨肉瘤：22%
- 骨巨细胞瘤：6%
- 其他（神经母细胞瘤、神经节瘤、神经鞘瘤、韧带样纤维瘤）：12%

发病机制

- 肿瘤可能经数月的时间缓慢进展，导致症状越来越多
- 根据肿瘤的范围，患者可能需要通过单纯后路或前后路联合进行骶骨切除术
  - 多数非直肠肿瘤仅需要通过后路手术
- 根据肿瘤受累的范围，除了切除骨质外，可能还需要进行神经松解或神经切断
- 术后较大的皮肤缺损往往需要进行皮瓣手术，包括肌皮瓣手术

危险因素

- 多数肿瘤的危险因素不详

临床特征

- 髋关节活动度受限
  - 尤其是屈曲显著受限，为了不对皮瓣造成牵拉及影响愈合
- 仰卧位和坐位受限
  - 患者卧位往往只能采用侧卧位姿势
  - 特殊的负重限定，可持续数周限制坐位姿势
    - 正常情况下逐渐解除这些限制
    - 坐位最初仅允许用于转移
- 改变的负重方式
  - 根据重建所使用的皮瓣，可改变负重方式
- 多个引流管
  - 在进行活动时管理好引流管
- 重视伤口护理
  - 在护理时需要与整形外科和护理团队紧密协调，更换敷料并根据伤口相关因素调整功能限制需求
- 神经源性肠道和膀胱（下运动神经元）

- 特别见于双侧骶神经根结扎的患者

▣ 显著的疼痛

▣ 直立位症状

诊断

鉴别诊断

▣ 存在腰痛可能是由于包括损伤在内的局部机械因素所致

▣ 下脊柱肿瘤转移

▣ 恶性肿瘤晚期的软脑膜疾病

▣ 肿瘤或放疗后的腰骶神经丛病

▣ 血管功能不全

病史

▣ 肿瘤受累可能的症状包括

- 腰骶部疼痛

- 至双侧臀部和腹股沟的放射痛

- 长时间坐位疼痛加重

- 肛门周围和阴囊区域鞍区麻木

- 便秘

- 排尿困难

- 性功能障碍

- 步态可能受累

体格检查

▣ 骶部区域肿瘤可能的体格检查结果包括

- 骶神经根支配区运动 / 感觉障碍，包括踝关节周围肌肉无力

- 步态异常

辅助检查

▣ MRI 显示骶部肿瘤，可能累及骨骼、神经孔和软组织

治疗

- 积极地多学科住院康复治疗非常有帮助
- 需要与有关外科医生紧密联系，特别是整形外科
  - 应该定期与整形外科医生明确关节活动度和负重限制情况
  - 沟通限制情况并更新反映这些改变的功能目标极其重要
- 处理疼痛可能非常困难，最初可能需要使用经静脉患者自控镇痛
  - 经常需要使用辅助药物
  - 功能活动时疼痛可能各异，经常需要使用治疗前镇痛方案
  - 疼痛医学科会诊不仅对住院患者疼痛管理有帮助，还对门诊患者逐渐改变镇痛方案有帮助
- 平均住院时间：非结肠癌患者为 18.5 天

预后

- 并发症常见；并且起病时肿瘤越大，并发症越常见
- 使用肌皮瓣的患者，住院时间增加数倍，以确保最佳的临床和功能结果（不使用皮瓣为 8.5 天，增加至使用皮瓣的 36.5 天）
- 肠道和膀胱功能
  - 切除的节段更靠近头侧，肠道和膀胱控制越差
  - 大便失禁增加住院时间（无大便失禁为 8 天，有大便失禁为 39 天）
    - 大便失禁患者伤口愈合时间延长（无大便失禁为 34 天，有大便失禁为 93.5 天）
  - S_3 神经根是否保留与大便失禁高度相关
    - 双侧 S_3 保留：25% 的患者出现大便失禁
    - 单侧 S_3 保留：37.5% 的患者出现大便失禁
    - 双侧 S_3 切除：75% 的患者出现大便失禁
    - 肠道功能与膀胱功能高度相关

　　– 单侧或双侧 S_1 神经根切断的患者中，超过 1/2 保留步行功能
　　– 大多数非直肠癌患者（超过 90%）经过康复治疗后可重返家庭
■ 肿瘤
　　– 肿瘤复发不常见，取决于肿瘤的类型
　　　• 脊索瘤出现转移的平均时间为 50 个月

注意

■ 无论从外科手术的角度，还是康复治疗的角度，处理骶骨切除术患者均非常具有挑战性
■ 频繁调整功能限制意味着修改功能目标
■ 需要与整形外科和护理团队紧密协调

推荐阅读

Guo Y, Palmer JL, Shen L, et al. Bowel and bladder continence, wound healing, and functional outcomes in patients who underwent sacrectomy. J Neurosurg Spine. 2005; 3:106-110.

Hsieh PC, Risheng X, Sciubba DM, et al. Long-term clinical outcomes following en bloc resections for sacral chordomas and chondrosarcomas. Spine. 2009; 34:2233-2239.

Hulen CA, Temple HT, Fox WP, et al. Oncologic and functional outcome following sacrectomy for sacral chordoma. J Bone Joint Surg Am, 2006; 88-A(7):1532-1539.

McPherson CM, Suki D, McCutcheon IE, et al. Metastatic disease from spinal chordoma: A 10-year experience. J Neurosurg Spine. 2006; 5:277-280.

Schwab JH, Healey JH, Rose P, et al. The surgical management of sacral chordomas. Spine. 2009; 34:2700-2704.

52　性功能问题

Mary K. Hughes MS RN CNS CT

概述

性功能是宽泛的概念，包括社会、情感和躯体部分。其包括身体形象、爱自己和他人、与他人的关系及愉悦感。其通过遗传赋予、表型体现及激素培育，并且与年龄无关，可通过经验逐渐达到成熟。性功能包括感情、性取向、性活动、性欲、生育、亲密行为、性别特征和所包含的信任感。其对情感幸福和总体生活满意度有显著的影响。

病因／分型

- 性功能障碍是指性反应周期任一部分未能适当的起作用。对性功能的关注必须与心理困扰联系在一起，将其视为医学相关问题。性功能问题包括：
  - 生理性功能障碍
  - 体验改变
  - 个人自身的观念和信仰
  - 伴侣的观念和期望
  - 环境的改变
  - 过去的经验
- 肿瘤患者性功能障碍的原因往往是与治疗相关的，由性功能生理、心理和社会范畴的改变及性反应周期中一个或多个阶段的破坏所致。生育年龄肿瘤患者最重要的关注点之一是治疗对生育力的影响

流行病学

- 高达74%的肿瘤患者经历某种类型的性功能障碍

- 性功能障碍的合并症常见
- 性欲下降男性患者中大约一半还存在其他性功能障碍
- 勃起功能障碍（erectile dysfunction，ED）男性中的 20% 存在性欲下降

发病机制

- 由于慢性疼痛、瘢痕形成和身体形象问题，放疗和手术可对性功能产生长期的影响
- 除了化疗、生物制剂和激素，还有多种药物均存在性功能副作用，副作用包括从性欲降低到难以达到性欲高潮
- 性欲降低可能是由于化疗、绝经、激素治疗、抑郁、疼痛和焦虑所致
- 性唤醒障碍（勃起功能障碍或阴道干涩）可能是由于放疗、激素治疗、手术、绝经、抑郁、焦虑和疼痛所致
- 难以达到性欲高潮可能是由于手术、放疗、药物（SSRI）、抑郁、疼痛和焦虑所致
- 性交困难可能是由于阴道干涩、失去弹性、短缩或黏膜炎所致

危险因素

- 男性：直肠癌或前列腺癌术后
- 骨盆、头颅或全身放疗
- 绝经后女性，特别是治疗所致的绝经
- 使用皮质类固醇、芳香酶抑制药和化学去势治疗的男性或女性
- 身体形象差
- 抑郁

临床特征

- 性欲下降
- 阴道干涩、失去弹性、短缩

- 性交困难
- 勃起功能障碍
- 性欲高潮改变
- 射精问题
- 阴道痉挛

诊断

病史

- 可在治疗前、治疗中或治疗后突发起病
- 可能在治疗结束后有所改善
- 也可能在治疗结束后加重
- 目前用药史
- 怀孕的愿望
- 应该调查肿瘤和治疗的类型
- 还应该调查其他治疗副作用
- 询问患者"自……以来你观察到何种性功能改变？"
- 试探性问题
  - 您的性欲是如何改变的？
  - 您是否能够有勃起？坚硬程度如何？
    0 = 没有改变，1 = 略增大，2 = 饱满的，
    3 = 可插入的，4 = 非常坚硬的
  - 您仍然有晨勃吗？
  - 其是否能够持续足够长的时间来完成性行为？
  - 您是否有阴道干涩？什么能予以帮助？
  - 您是否能够达到性高潮？是否在有伴侣的情况下？您是否
    曾经历过性欲高潮？
  - 这对您的两性关系影响如何？

体格检查

- 盆腔 / 生殖器体格检查
- 完整的体格检查
  - 评估神经系统疾病
  - 评估血管疾病

辅助检查

- 激素水平（睾酮、雌二醇、甲状腺素）

治疗

- 躯体
  - 阴道润滑剂（水溶性）
  - 阴道增湿剂，每晚使用，持续 2 周
  - 基格尔体操
  - 阴道扩张器
  - 情趣装置
  - L– 精氨酸，一种氨基酸，据报道可在不刺激雌激素产生的情况下改善性唤醒
  - 雌激素 / 睾酮替代治疗（局部或口服）
  - 甲状腺素替代
  - 治疗抑郁和焦虑
  - 治疗疼痛和其他症状
  - 盆底治疗帮助改善盆底肌功能
  - PDE5 抑制药
  - 阴茎假体
  - 阴茎注射
  - 阴茎栓剂
  - 真空勃起装置
  - 生殖专科医生

- 成形外科手术
- 乳房植入物
- 避孕药物选择
- 物理治疗改善持久力
- 行为
  - 与伴侣一起进行集中于感知觉的练习，在非受迫的情况下开始性感的触摸彼此。告诉他们集中于被触摸者的快感，并且在练习过程中不应该有生殖器官活动或性活动。使用所有的感官
  - 情趣内衣
  - 情趣录像
  - 阅读疗法
  - 覆盖造口装置
  - 改变性活动体位
  - 更安全的性行为
  - 有计划的性活动
  - 精神性欲治疗
  - 婚姻疗法
  - 减轻压力
- 生育力保护
  - 在治疗过程中应尽可能早地予以考虑
  - 标准的生育力保护实践包括：
    - 男性冷冻保存精子
    - 女性冷冻保存胚胎
    - 可考虑的其他方法正在调研中

预后

- 治疗结束后，有些患者可观察到性功能的逐渐改善。另一些

患者的改善可能需数年，而其他患者可能随时间进展而加重。许多患者的性功能永远不能恢复到肿瘤前的水平功能。患者的伴侣或伙伴在性健康方面可能比其他因素有着更重要的影响

■ 许多患者在确诊之前已经采用某种性行为模式，并且在治疗后仍试图恢复至该种模式。如果其感觉不适或不能像以前一样起作用，他们可能将不再尝试其他方式，并感觉其不能享有性活动的权利

■ 如果肿瘤患者的伴侣不提供支持，两性关系紧张，其将存在更多的心理困扰，导致回避性行为

注意

■ 介绍治疗可能存在的性功能副作用，帮助患者对其进行准备

■ 当被告知肿瘤治疗往往存在性功能副作用时，患者会感觉自己被承认和关心

■ 告诉患者你愿意帮助其改善性功能，给予其希望

■ 对使用润滑剂、增湿剂和情趣装置给予简单的语言说明并给予明确的指导，帮助患者理解其需要做什么

■ 在首次评估时介绍性功能问题，让患者知道其不是唯一存在性功能改变的人

■ 准备社区转诊列表，用于婚姻疗法、精神治疗、性功能咨询和治疗

■ 准备阴道润滑剂和增湿剂的样品，给女性患者在准备购买前试用

■ 准备美国肿瘤学会关于肿瘤和性功能的手册，以给予患者

■ 准备可用的有信誉的网站列表，让患者可以购买情趣装置和润滑剂

推荐阅读

Crenshaw TL, Goldberg JP. Sexual Pharmacology: Drugs That Affect Sexual Functioning. New York, NY: W. W. Norton; 1996.

Krebs LU. Sexual assessment in cancer care: Concepts, methods, and strategies for success. Semin Oncol Nurs. 2008; 24(2):80-90.

Mulhall JP, Incrocci L, Goldstein I, et al, eds. Cancer and Sexual Health. New York, NY: Humana Press; 2011.

53　睡眠障碍

Saadia A. Faiz MD，Lara Bashoura MD，Diwakar Balachandran MD

概述

　　睡眠相关并发症，如失眠、疲劳和日间嗜睡是肿瘤患者常见的并发症。睡眠紊乱可能是由于原发的潜在睡眠障碍、目前的治疗、潜在的焦虑和（或）情绪障碍所致，也可能是由于其他疾病的后遗症所致，也可能是由于肿瘤本身所致。尽管有些研究已使用体动记录检查和多道睡眠描记术（polysomnography，PSG），此领域的研究仍以描述性研究和调查性研究为主。睡眠不佳可能是生活质量下降的重要预测因素之一，并且可能会影响活力水平、情绪和对康复治疗的参与。

病因 / 分型

- 失眠：睡眠启动困难和（或）睡眠维持困难、晨间早醒及其所致的日间功能障碍。失眠可分为几种类型：
  - 突发失眠（刺激事件后）
  - 心理生理性失眠
    - 心理生理性失眠是最常见的失眠类型之一，其症状在刺激事件后持续很久
  - 睡眠卫生习惯不当
    - 睡眠卫生习惯不当指的是在不利于睡眠的环境睡眠或参与不利于睡眠的活动
- 睡眠相关呼吸障碍：异常呼吸模式（呼吸暂停、呼吸不足或呼吸努力相关的微觉醒）或睡眠过程中通气不足。肥胖、中年、有家族史及体格特征包括颈部过粗、面部和头骨异常、扁桃体增大的男性和绝经后女性，阻塞性睡眠呼吸暂停的发病率

增加

- 当在睡眠过程中观察到持续性氧饱和度不足时，通常怀疑存在睡眠相关通气不足。其潜在的原因可能包括肥胖通气不足综合征、肺实质或肺血管疾病、下气道阻塞及神经肌肉疾病和胸壁疾病

- 运动障碍：通常指的是不安腿综合征（restless legs syndrome，RLS）或睡眠周期性肢体运动（periodic limb movements of sleep，PLMS）。除临床病史外的检查包括评估实验室检查结果除外电解质异常、贫血、铁缺乏、血糖控制欠佳及甲状腺功能障碍。还可能与过多的咖啡因摄入相关

流行病学

- 睡眠并发症真实的患病率可能因肿瘤、目前的治疗和其他合并症的情况而不同

- 在一项包含多种肿瘤类型的研究中，最常见问题为
  - 过度疲劳（44%）
  - 不安腿（41%）
  - 失眠（31%）
  - 睡眠过度（28%）

- 进一步的研究可阐明真实的患病率，但根据恶性肿瘤和治疗的不同，可能会有很大的差异

危险因素

- 失眠：与普通人群相比，肿瘤患者所报告的失眠比例更高。普通人群和肿瘤患者发生失眠与下列因素相关
  - 女性
  - 老年
  - 焦虑

- 抑郁
- 合并疾病
- 睡眠障碍性呼吸
  - 已有头颈部肿瘤患者阻塞性睡眠呼吸暂停发病率增加的报道，所以对这些患者特别应该进行筛查
  - 长期使用阿片类药物可能与中枢性睡眠呼吸暂停或更复杂的睡眠相关呼吸紊乱相关
- 运动障碍
  - 肿瘤患者贫血常见,可能与潜在的恶性肿瘤或与治疗相关,其可能促进不安腿综合征的症状

诊断

鉴别诊断

- 心理性和精神性
  - 肿瘤患者中心理困扰、睡眠障碍及其相关因素的患病率高
  - 睡眠症状可能是潜在的情绪障碍的标志
  - 晨间早醒、日间过度疲劳、失眠和夜间觉醒可能是抑郁或焦虑症的表现
- 疼痛
  - 往往导致睡眠障碍的发生和持续存在
  - 睡眠剥夺还可能会降低疼痛阈值
- 肿瘤相关疲劳：疲劳可能发生于确诊前、治疗过程中和肿瘤相关治疗完成数年后。促成因素包括
  - 贫血（最常见）
  - 体力下降
  - 用药
  - 恶液质
  - 营养状态差

- 内分泌疾病
- 药物治疗副作用
  - 疼痛和抗癫痫药物可能导致日间睡眠过度
  - 选择性 5- 羟色胺受体拮抗药逐渐加量，也可能会加重运动障碍
- 神经疾病
  - 可产生与运动障碍相似的症状
- 合并症：其他可影响睡眠的疾病
  - 胃食管反流
  - 心肌病
  - 绝经
  - 类风湿性疾病（如纤维肌痛），如果未经控制也可能导致睡眠障碍

辅助检查

- 睡眠日志：患者完成 2 周的日志，包括关于咖啡因摄入、运动、用药、酒精摄入、每日分类（工作、上学、休假、周末）、打盹和睡眠时间表（睡眠时间、觉醒时间）的信息。回顾日志内容，可作为患者睡眠周期的可视化工具，并为睡眠障碍的病因提供线索
- 调查
  - 匹兹堡睡眠质量指数（Pittsburgh Sleep Quality Index，PSQI）是最常用的睡眠专门问卷，测定过去 1 个月中的主观睡眠质量
  - Epworth 睡眠评分法评定日间嗜睡情况，得分为正数（10分或 10 分以上）往往提示应使用多道睡眠描记术评估潜在的睡眠障碍
- 多道睡眠描记术：诊断睡眠呼吸障碍的金标准。综合多道睡眠描记术包括计算机多导记录仪，监测脑电图、眼电图、心

电图、下腭和胫前肌肌电图，使用阻抗体积描记术记录腹壁和胸壁移动，通过鼻内压和鼻口热敏电阻记录气流及使用脉搏血氧测定法记录氧饱和度（SaO_2）。正压滴定检查包括在使用正压治疗、消除打鼾和睡眠呼吸障碍的情况下进行多道睡眠描记术监测

- 体动记录检查：体动记录检查是监测人类休息和活动周期的无创检查法。其测定大体运动活动，对判定睡眠模式和昼夜节律有帮助

治疗

- 失眠：治疗失眠包括药物治疗和心理行为疗法
  - 认知行为治疗（cognitive-behavioral therapy，CBT）适用于所有失眠患者。认知行为治疗可单独使用或与催眠药物联合使用。对适当睡眠卫生习惯的教育包括规律睡眠时间、维持最佳睡眠环境、避免在床上进行睡眠以外的活动，以及限制咖啡因摄入，这些是改善睡眠质量的标准实践
- 睡眠呼吸障碍
  - 使用正压疗法治疗睡眠呼吸暂停的患者
  - 睡眠相关通气不足的患者，可能需要睡眠时辅助供氧
  - 合并慢性阻塞性肺疾病、哮喘、间质性肺病和心脏疾病等疾病的患者，也应该尽量治疗相关疾病
- 运动障碍
  - 治疗潜在的代谢性疾病是首选的治疗，其次是消除咖啡因摄入
  - 药物治疗包括多巴胺激动药

注意

- 肿瘤患者睡眠障碍常见，但往往未被认识到

- 失眠是肿瘤患者最常见的睡眠障碍
- 睡眠障碍可能由肿瘤引起，也可能因肿瘤相关治疗引起
- 对存在睡眠症状主诉的肿瘤患者，应评估原发性睡眠障碍，如失眠、睡眠障碍性呼吸和肢体活动。检查应包括筛查工具，包括调查和实验室检查。并且，如果需要可将患者转诊至睡眠医学专科医生，并应考虑进行多道睡眠描记术
- 治疗睡眠疾病，针对失眠可包括认知行为治疗和睡眠卫生习惯，针对睡眠呼吸暂停可进行正压通气，针对睡眠相关通气不足可使用吸氧，针对运动障碍可使用药物治疗

推荐阅读

Davidson JR, MacLean AW, Brundage MD, Schulze K. Sleep disturbance in cancer patients. Soc Sci Med. 2002; 54:1309-1321.

Parish JM. Sleep-related problems in common medical conditions. Chest. 2009; 135:563-572.

Sateia M, Lang BJ. Sleep and cancer: Recent developments. Curr Oncol Rep. 2008; 10:309-318.

Stepanski EJ, Burgess HJ. Sleep and cancer. Sleep Med Clin. 2007; 2:67-75.

54 痉挛

Jack B. Fu MD

概述

对关节在关节活动范围（range-of-motion，ROM）内活动的速度依赖性阻力。

病因/分型

- 痉挛由上运动神经元损伤所致
- 通常使用改良 Ashworth 量表对严重程度进行分级：
  - 0 级：无痉挛
  - 1 级：关节活动范围阻力轻度增加，非持续性
  - 2 级：贯穿关节活动范围的张力增加，但受累部分容易移动
  - 3 级：被动活动困难
  - 4 级：受累部分强直

流行病学

- 肿瘤患者中最常见于原发性脑肿瘤患者，特别是星形细胞瘤和脑膜瘤患者
- 可能是肿瘤本身的后果和（或）放射效应
- 许多至肿瘤康复诊所就诊的痉挛患者，是曾患有脑卒中的肿瘤患者
- 肿瘤患者痉挛的发生频率尚未进行很好地研究，但似乎比其他中枢神经系统（central nervous system，CNS）损伤患者的发生频率低

发病机制

- 上运动神经元损伤后，牵张反射的皮质抑制减弱

◾ 导致对活动的速度依赖性阻力增加

危险因素

◾ 中枢神经系统肿瘤
◾ 患者的中枢神经系统肿瘤病史越长，其越有可能存在痉挛。这可能是由于放疗和手术引起的中枢神经系统损伤可能性增加所致
◾ 放射性坏死病史

临床特征

◾ 对被动关节活动的速度依赖性阻力增加
◾ 阵挛
◾ 反射亢进

诊断

鉴别诊断
◾ 软组织挛缩
◾ 帕金森综合征

病史
◾ 上运动神经元损伤病史，随后出现对被动活动阻力的进行性增加
◾ 已知患有中枢神经系统肿瘤病史的患者
◾ 肿瘤切除术后患者，在痉挛出现前可能存在数周的"休克期"
◾ 由于放疗迟发效应，患者可能在放疗后数月出现痉挛
◾ 随后张力逐渐增加

体格检查
◾ 特征为检查者观察到的阻力为"卡住感"
◾ 检查者体验到的阻力为速度依赖性的
◾ 应使用改良 Ashworth 量表对痉挛进行量化

潜在危险

- 任何出现新发痉挛的肿瘤患者，都应该对确定症状来源进行评估

治疗

一般临床处理

- 可使用多种口服抗痉挛药物，包括：巴氯芬、地西泮、丹曲林和替扎尼定。限制因素为过度镇静

注射

- 肉毒毒素注射可获得 2~6 个月的疗效
- 苯酚和酒精神经破坏注射，可获得持续 6~12 个月的疗效

植入泵

- 可使用鞘内巴氯芬泵
- 许多存在慢性疼痛的肿瘤患者已植入鞘内止痛泵。巴氯芬可以与疼痛药物混合使用
  - 获益包括能够及时调整巴氯芬剂量和减少镇静效应
  - 负面因素包括花费、泵相关副作用和需要植入操作

运动

- 牵伸和关节活动度练习可减轻痉挛，预防形成软组织挛缩
- 连续管型石膏和牵伸夹板与其他治疗措施联合使用，也可降低张力、改善关节活动度
- 通过使用夹板将受累肢体保持适当的体位，可帮助预防形成挛缩
- 外科手术（包括肌腱延长），尽管很少使用

会诊

- 物理医学与康复科
- 神经内科

- 疼痛医学科或神经外科，鞘内巴氯芬泵植入

治疗并发症

- 抗痉挛药物可能会引起镇静、低血压、依赖和停药反应
- 注射药物可出现抗体耐药性
- 可能会发生鞘内巴氯芬泵故障，有张力恶化和停药反应的风险
- 治疗后可出现肌肉萎缩和过度肌肉无力

预后

- 未处理的痉挛可导致软组织挛缩和功能下降

注意

- 许多肿瘤患者出现肿瘤治疗所致的全血细胞减少症。在准备进行注射治疗和装置置入前检查血细胞计数和凝血检查
- 肉毒毒素注射可用于预后有限患者的安宁治疗，减轻疼痛，帮助看护人员摆放体位
- 与非肿瘤群体相似，感染可使痉挛加重

推荐阅读

Dones I, Nazzi V, Broggi G. The guidelines for the diagnosis and treatment of spasticity. J Neurosurg Sci. 2006; 50(4):101-105.

Rekand T. Clinical assessment and management of spasticity: A review. Acta Neurol Scand Suppl. 2010; (190):62-66.

Sheean G. The pathophysiology of spasticity. Eur J Neurol. 2002; 9(S1):3-9.

55 类固醇性肌病

Ying Guo MD MS

概述

肌病是全身糖皮质激素（皮质类固醇）治疗公认的副作用，可发生于任何糖皮质激素药物。

病因

- 使用皮质类固醇引起肌肉萎缩所致的肌肉无力
- 许多肿瘤患者经常使用糖皮质激素治疗
    - 淋巴瘤
    - 骨髓移植患者
    - 骨髓抑制，移植物抗宿主病
    - 原发或继发脑或脊髓肿瘤患者
    - 姑息治疗患者

流行病学

- 每日用药量超过 40~60 mg（泼尼松等效剂量）可在 2 周内导致临床上显著的肌肉无力，并且当继续使用 1 个月或 1 个月以上时，几乎总是会导致一定程度的肌肉无力

发病机制

- 细胞内糖皮质激素受体在类固醇性肌病的发病中起重要作用
- 肌细胞凋亡
- 可能会降低肌肉细胞分化

危险因素

- 老年

- 营养不良
- 肿瘤
- 大剂量使用糖皮质激素，更可能发生类固醇性肌病
- 氟化皮质类固醇更可能引起类固醇性肌病

临床特征

- 下肢近端肌肉无力通常发生于上肢肌肉无力前，并且更严重
- 可导致难以从座椅／厕所站起、爬楼梯或进行上举挥臂活动
- 平衡功能下降、跌倒风险增加
- 有些患者出现呼吸肌无力，可导致呼吸功能障碍

诊断

鉴别诊断

- 炎症性肌病：血清肌酶升高，并且缺乏其他与使用皮质类固醇相关的特征。肌电图（EMG）显示肌膜不稳定征象，如纤颤电位和正锐波。肌肉活检也可提供进一步鉴别诊断的证据
- 危症性肌病：严重的弥漫性肢体近端和远端肌肉无力。肌电图（EMG）运动神经传导检查显示正常至低波幅，感觉神经传导检查显示正常或接近正常。有赖于肌肉无力的程度，运动单位电位（motor unit potentials，MUPs）的募集可能存在困难，针极肌电图可能不会总是显示纤颤电位。运动单位电位持续时限短、波幅低

病史

- 渐进起病，通常发生于使用皮质类固醇后
- 与肌肉无力相关的进行性功能障碍及功能能力状态恶化

体格检查

- 髋屈肌和髋伸肌肌力通常减弱，有时肩外展肌和肩屈肌也会出现肌力减弱。远端肌肉较少受累
- 不会观察到肌痛和肌肉压痛

治疗

- 如果可能，停用类固醇
- 将类固醇用量减少至可能的最低剂量
- 如果可能，更换为非氟化皮质类固醇
- 通过使用垫子、升高的马桶和升降椅，提供较高的转移面，代偿髋关节无力

预后

- 短期住院康复治疗，同时减少类固醇用量，对改善功能状态有效

注意

- 患者的肌力可在类固醇停药 1 周后改善
- 在必须继续使用类固醇的情况下，使用代偿策略，如升高转移面和使用其他辅助装置

推荐阅读

Bowyer SL, LaMothe MP, Hollister JR. Steroid myopathy: Incidence and detection in a population with asthma. J Allergy Clin Immunol. 1985; 76(2 Pt 1):234.

Dropcho EJ, Soong SJ. Steroid-induced weakness in patients with primary brain tumors. Neurology. 1991; 41(8):1235.

Konagaya M, Bernard PA, Max SR. Blockade of glucocorticoid receptor binding and inhibition of dexamethasone-induced muscle atrophy in the rat by RU38486, a potent glucocorticoid antagonist. Endocrinology. 1986; 119(1):375.

Mercadante SL, Berchovich M, Casuccio A, et al. A prospective randomized study of corticosteroids as adjuvant drugs to opioids in advanced cancer patients. Am J Hosp Palliat Care. 2007; 24(1):13.

56 血栓栓塞性疾病及其预防

Amy Ng MD MPH

概述

静脉血栓栓塞（venous thromboembolism，VTE）最常出现于双下肢或大腿静脉（深部静脉血栓形成或 DVT）。还可表现为阻塞肺动脉或通往肺部动脉分支的肺栓塞（pulmonary embolism，PE）。VTE 是肿瘤患者第二常见的死亡原因，并且是肿瘤住院患者死亡率的显著预测因子。

病因

■ 在没有双侧小腿或下肢或肺部出血的情况下，静脉血管内血凝块形成。发生在双侧小腿或下肢的为 DVT，发生在肺部的为 PE

流行病学

■ 特发性 VTE 患者中的 2%~25% 在 VTE 确诊 24 个月内被发现存在肿瘤
■ 下列部位的肿瘤发生 VTE 的风险更高：
  – 胰腺
  – 胃
  – 脑
  – 卵巢
  – 肺
  – 转移性肿瘤
■ 血液系统恶性肿瘤，包括淋巴瘤、白血病和骨髓瘤，发生 VTE 的比率相对更高
■ 活动性肿瘤患者发生 VTE 的相对风险大约高 7 倍，在肿瘤确

诊后最初的 30~60 日内发病率更高

- 在一项对 1995 年至 2003 年间超过 100 万例肿瘤患者的回顾性队列研究中，VTE 的总体发生率为 4.1%，其中 3.4% 诊断为 DVT，1.1% 诊断为 PE

发病机制

- Virchow 三联征
  - 高凝状态
  - 静脉损伤
  - 静脉淤滞
- 肿瘤患者处于高凝状态，并且由于疾病所致的制动更容易存在静脉淤滞
- 静脉血栓包含纤维蛋白沉着物、红细胞、血小板和白细胞
  - 血栓通常开始形成于血流慢的部位
  - 血小板与内皮下组成部分相互作用，激活凝血因子，启动血栓形成
  - 激活凝血因子的清除过程受阻于静脉瘀滞，并促进血栓与血管壁的相互作用
  - 激活的凝血作用与溶解血栓系统之间的相对平衡决定着下一步是血栓继续增长还是血栓被溶解

静脉血栓栓塞的危险因素

- 疾病急性期的制动
- 骨折
- 既往血栓栓塞病史
- 心力衰竭
- 肥胖
- 年龄超过 70 岁

▨ 妊娠或雌激素治疗

临床特征

▨ 可能没有症状，也没有任何临床征象
▨ 可能存在肢体发红、疼痛或肿胀
▨ DVT 可能会进展，并移动至肺部，导致 PE

诊断

鉴别诊断

▨ DVT：
– 浅静脉炎
– 蜂窝织炎
– 骨折
– 动脉闭塞
– 水肿

▨ PE：
– 肺炎
– 心肌梗死
– 气胸
– 胃食管反流

病史

▨ 制动
▨ 疾病急性期
▨ 高凝状态
▨ 血栓形成、猝死家族史

体格检查

▨ 往往无显著发现
▨ 可能存在双下肢肿胀、疼痛、发红

辅助检查

- 可疑血栓形成肢体进行多普勒超声检查
- 肺部螺旋 CT
- 通气灌注扫描
- D– 二聚体升高

潜在危险

- 患者可能无症状
- 多普勒超声可能不能对肢体的所有静脉进行显像
  - 近端 DVT 的敏感度高（94.2%），但是对非闭合的孤立小腿血栓敏感度较低（63.5%）
  - 如果尽管检查结果为阴性，但临床上仍有怀疑，可在 7~14 天复查或连续进行检查
- 通气灌注扫描的结果可能不确定

红色信号

- 心动过速
- 呼吸急促、缺氧
- 胸痛
- 出血
- 双下肢疼痛

治疗

一般临床处理

- 预防：
  - 目前，美国胸科医师学会和美国临床肿瘤学会的共识指南建议对于因急性疾病卧床的肿瘤患者使用低分子肝素（low-molecular-weight heparin，LMWH；1A 级）、小剂量普通肝素（low-dose unfractionated heparin，LDUH；1A 级）或磺达肝素（1A 级）进行血栓预防治疗

- 接受化疗或激素治疗的肿瘤患者，不建议常规使用血栓预防治疗作为 VTE 的一级预防（1C 级）
- 已确定存在 VTE 的治疗：
  - 与肿瘤相关的血栓，其治疗包括低分子肝素 3~6 个月（1A 级），之后使用维生素 K 拮抗药（如：华法林）或低分子肝素，对于恶性肿瘤活动期或继续接受肿瘤治疗的患者长期使用（1C 级）
  - 在随机对照临床研究中，低分子肝素可以降低 50% 的 VTE 复发风险
  - 下腔静脉（inferior vena cava，IVC）滤器可进一步帮助降低 PE 的风险，但是其不能降低形成 DVT 的风险

运动

- 及早活动
- 被动关节活动度练习

会诊

- 血管外科或介入放射科，放置 IVC 滤器

治疗并发症

- 出血风险增加，特别是肾损害患者风险增加 3~6 倍
- 肝素诱发的血小板减少症
- 取决于合并症情况、与化疗的相互作用、抗生素使用情况或营养不良，难以调控华法林剂量
- 注射部位皮肤感染或过敏
- IVC 滤器移位

预后

- 如果 VTE 未予处理，预后差
- 因与肿瘤相关的 VTE 而进行治疗的患者中大约 1/3 在 VTE 确诊后 3 个月内死亡

■ 肿瘤患者确诊 VTE 后 1 年内，与无 VTE 的肿瘤患者相比，肿瘤转移的发生率更高、存活率下降

注意

■ 物理治疗，包括活动和关节活动度练习，可在抗凝治疗后开始进行
■ 对于尚未进行血栓预防治疗的患者，应该考虑使用多普勒超声常规进行无创 DVT 筛查

推荐阅读

Babu B, Carman TL. Cancer and clots: All cases of venous thromboembolism are not treated the same. Cleve Clin J Med. 2009; 76(2):129-135.

Braddom RL. Physical Medicine and Rehabilitation. 4th ed. Philadelphia, PA: Elsevier Saunders; 2011; 1358-1365.

Geerts WH, Bergqvist D, Pineo GF, et al. American society of clinical oncology guideline: Recommendations for venous thromboembolism prophylaxis and treatment in patients with cancer. J Clin Oncol. 2007; 25(24):5490-5505.

Khorana AA, Francis CW, Culakova E, et al. Frequency, risk factors, and trends for venous thromboembolism among hospitalized cancer patients. Cancer. 2007; 110(10):2339-2346.

Wun T, White RH. Epidemiology of cancer-related venous thromboembolism. Best Pract Res Clin Haematol. 2009; 22:9-23.

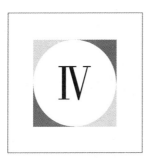

特殊关注问题

57　预定医疗护理计划和预立医疗指示

Donna S. Zhukovsky MD FACP FAAHPM

概述

  Ms. PT 是一位 53 岁的小学教师，患有晚期转移性乳腺癌。她在急性期康复治疗病房住院以在缓解脊髓受压的手术后最大程度恢复功能。一天晚上，Ms. PT 出现呼吸功能不全和谵妄，并被转移至重症监护病房稳定病情。她在 5 年前最后一次见到她的丈夫，并且她的 3 个成年子女没有参与她的医疗护理。她一直与她的大哥一起生活，并且与她 7 个兄弟姐妹中的大多数人关系密切，其中许多人均到她住院的康复病房探望过她。对她的医疗护理应该采用何种程度的积极措施？在制定医疗决策时你应该向谁寻求帮助？

预定医疗护理计划

- 预定医疗护理计划是（可能发生决策能力丧失情况下）患者规划在未来医疗护理的过程
- 预定医疗护理计划
  - 可以在医疗护理连续过程中的任何时间开始，包括不存在已知健康问题的人
  - 与患者自主性和自我决定概念紧密相关
  - 基于患者及患者替代决策者和临床医生之间的专门交流
- 有意义的预定医疗护理计划需要：
  - 基于患者的价值观和目标了解、反映和讨论患者的健康状态及医疗护理选择
  - 制定和记录计划
  - 与亲人和医疗团队沟通计划

- 定期回顾计划，以确保其始终与患者的价值和目标一致，特别是在健康状况改变的情况下
- 在适当的情况下制定计划
- 多数患者选择预定医疗护理计划
  - 必须由医生启动
  - 在门诊进行
  - 在病情相对稳定期开始
- 预定医疗护理计划
  - 并不总是引起患者或替代决策者的心理痛苦增加
  - 替代决策者丧亲痛苦并发症减少

预立医疗指示

预立医疗指示是传递预定医疗护理计划信息的文件。

- 预立医疗指示的类型包括
  - 指导文件，更常称为指令或生前遗嘱，表明患者在特定健康状态下接受医疗护理的选择
  - 记录在丧失医疗决策能力情况下指定的替代决策者。这些文件被称为医疗委任书、律师或医疗护理代理人关于医疗护理的持久权利
  - 将患者选择转换为病历记录的遗嘱表格，如离院不进行心肺复苏遗嘱表（OOH DNR）或更广义的表格，如医嘱生命维持治疗（physician orders for life-sustaining therapy，POLST）或（medical orders for life-sustaining therapy，MOLST）表。有些表格需要患者及医生签字。其可用性因各州情况不同而不同
- 预立医疗指示可以是法律文件或咨询文件。法律文件基于各州法典中所编纂的法律要求。不是所有的州均有法律文书形式的指导文件以及指定替代决策者的法律文件。但是，这些

州往往会履行其他州的法律文件。咨询文件不在各州法典中所编纂的法律要求中，但是如果其可以提供患者意愿的确切证据，也将获得法律效力

▪ 如果患者未指定替代决策者但是需要确定，选择顺序将基于每个州确定的法律上的序位。对于已婚者，责任方通常为配偶，无论感情失和或分居与否

替代决策者的选择

▪ 当与患者讨论替代决策者的选择时
  – 强调选择的代理人应熟悉患者的价值观与医疗护理目标以及其对医疗护理选择的影响
  – 确认所提议的代理决策者有接受其角色责任的意愿
  – 让替代决策者参与预定医疗护理计划的讨论
  – 确定替代者基于患者意愿而不是其自身意愿进行决策的能力
  – 阐明患者在决策过程中允许替代决策者进行决策的灵活度。患者是否希望替代决策者精确遵循患者陈述的选择，或者患者是否允许决策者在某个时间点根据其认为最佳的方式而自由选择偏离患者之前规定的选择？

注意

▪ 将预定医疗护理计划系统地整合至患者的医疗护理中
▪ 只要可能，患者病情相对稳定时在门诊向患者介绍这一概念
▪ 强调你愿意了解在出现并发症情况下患者所关注的问题，以及患者认为什么是重要的。同时鼓励患者在就诊时与其替代决策者一起，以使代理人也能很好地了解患者对未来医疗护理的价值和目标
▪ 在各个医疗护理机构确保预定医疗护理计划的透明性及预立医疗指示的有效性

■ 定期回顾医疗护理计划，特别是当患者的健康状态发生变化时，以确保其与当前医疗护理的价值和目标相一致

推荐阅读

Fins JJ, Maltby BS, Friedmann E, et al. Contracts, covenants and advance care planning: An empirical study of the moral obligations of patient and proxy. J Pain Symptom Manage. 2005; 29(1):55-68.

Sudore RL, Fried TR. Redefining the "planning" in advance care planning: Preparing for end-of-life decision making. Ann Intern Med. 2010; 153(4):256-261.

Wendler D, Rid A. Systematic review: The effect on surrogates on making treatment decisions for others. Ann Intern Med. 2011; 154(5):336-346.

Zhukovsky DS, Bruera E. A transcultural perspective of advanced directives in palliative care. In: Palliative Medicine. London, UK: Edward Arnold Ltd.; 2006:1035-1043.

58 肿瘤患者的饮酒问题

Kathie Rickman DrPH RN CNS

概述

- 酒精在美国最常被滥用
  - 每年与饮酒相关的死亡人数为 75 000 人
  - 每年与饮酒相关的受伤人数为 600 000 人，发生袭击的次数为 800 000 人次
  - 美国自杀事件中的 24% 与饮酒相关
  - 研究人员已将饮酒与超过 60 种疾病相关联
  - 酒精被认为对身体有害，机体需要付出很大努力将其排泄
- 2000 年 5 月，酒精被增加至美国健康与公共服务部国家毒理学计划报告中的人类致癌物名单
- 已有研究确定了饮酒与下列肿瘤之间的关系
  - 与口腔肿瘤、食管癌、喉癌、咽部肿瘤、乳腺癌和肝癌高度相关
  - 同时吸烟的饮酒者，患这些肿瘤的风险更高
  - 风险随饮酒量增加而增加，大量饮酒者风险最高
  - 即使每周少量饮酒也会增加风险
  - 接受激素替代治疗的女性，即使每日仅饮酒 1 次，也会将发生乳腺癌的概率增加 1 倍
- 不建议在肿瘤治疗期间饮酒是因为
  - 酒精与多种化疗药物和其他药物一样通过肝脏代谢
  - 酒精可以影响肝脏有效代谢毒素（如：化疗药物）的能力
  - 酒精与多种处方药物和非处方药物相互作用，导致有害影响/结果
  - 酒精具有脱水效应，可能导致电解质丢失

－ 酒精可能刺激化疗所致的口腔溃疡
▪ 酒精和老年人
－ 老年人处于统计学上更可能出现酒精和药物滥用的区间，但大部分未予报告
－ 大多数处方药和非处方药被老年人购买，如果服用药物的同时饮酒，他们将处于严重的（有时是致命的）药物相互作用的风险之中。强烈劝告患者控制饮酒，并且不要在使用任何药物（包括化疗药物）时饮酒

评定

▪ 评定饮酒和酒精滥用情况非常重要，因为这对治疗结果是潜在的危险因素
－ CAGE 问卷
－ 数量－频率：每周几日 × 每日饮酒次数 ×4 周 = 每月总饮酒量。如果男性每月饮酒次数超过 60 次，女性每月饮酒次数超过 30 次，酗酒问题的风险增加。在治疗开始前可能需要进行戒酒计划（国家酒精滥用与酒精中毒标准研究所）

病史

▪ 既往的治疗：戒酒治疗、参加嗜酒者互诫协会、住院康复治疗
▪ 家族史：一级亲属和二级亲属酗酒史
▪ 饮酒的法律问题：酒后驾车（driving while intoxicated，DWI）、集体饮酒、缓刑期间
▪ 医学后果：肝硬化、高血压、跌倒伴或不伴损伤
▪ 社会问题：家庭关系不和谐、失业、亲朋好友回避
▪ 与酒精相关的肝脏疾病
－ 脂肪肝
－ 酒精性肝炎
－ 肝硬化

肿瘤相关问题

- 存在肝脏疾病的情况下进行化疗应谨慎
  - 接受细胞毒性化疗的患者，在治疗前和治疗过程中需要仔细评估肝脏功能。肝脏与化疗之间的潜在相互作用可以分为 3 类
    - 直接由化疗所致的肝毒性
    - 之前存在的肝脏疾病加重，特别是病毒性肝炎
    - 由肝脏清除的化疗药物代谢及排泄改变，导致全身毒性反应加重（特别是骨髓抑制）或化疗所致的肝毒性加重
- 肿瘤治疗过程中的最佳实践
  - 戒酒（各种类型的酒类）
  - 使用苯二氮䓬类药物治疗可能存在的戒断和（或）焦虑
  - 预防复饮，监测睡眠、情绪症状及复饮的诱因
  - 治疗抑郁、焦虑和失眠症状

推荐阅读

American Cancer Society. http://www.cancer.gov

American Institute for Cancer Research. May, 2008. Newsletter. http://www.aicr.org

Bagnardi V, Blangiardo M, La Vecchia C, Corrao G. Alcohol consumption and the risk of cancer: A meta-analysis. Alcohol Res Health. 2001; 25(4):263-270.

Buddy T. Ignoring the problem of senior substance abuse: Doctors reluctant to make diagnosis. Alcoholism Newsletter, July, 2006: About.com

Centers for Disease Control and Prevention. Alcohol and suicide among racial/ethnic populations. MMWR Morb Mortal Wkly Rep. 2009; 58(23):637-641.

Chen WY, Colditz GA, Rosner B, et al. Use of postmenopausal hormones, alcohol, and risk for invasive breast cancer. Ann Int Med. 2002; 137:798-804.

National Institute on Alcohol Abuse and Alcoholism. http://www. niaaa.nih.gov

Savarese, D. Chemotherapy Hepatotoxicity and Dose Modification in Patients with Liver Disease. http://www.uptodate.com. Topic last updated: March 29, 2012.

59　困难谈话

Walter Baile MD

概述

　　困难谈话包括告知坏消息、处理患者和家属的情绪和回答诸如"我是否会好转？"等问题。

坏消息：重点

定义

- 任何严重威胁和改变一个人未来前景的信息
- 坏消息分类：
  - 讨论严重的疾病或诊断
  - 告知治疗可能未必起作用
  - 在疾病没有缓解的情况下终止治疗

告知坏消息时的挑战

- 采取策略
- 避免将个人的情绪带入谈话
- 知道如何处理患者对坏消息的反应

S–P–I–K–E–S：告知坏消息的 6 步策略

- S= 在合适的地点（setting）
  - 不要在过道谈话
  - 注意不要被打扰（例如：手机静音）
  - 让合适的人在房间里（患者希望在场的人）
- P= 准备（prepare）
  - 了解患者的状况（回顾患者的医疗结果和其他检查结果）
  - 为患者准备计划
  - 如果确实是坏消息，想想患者可能会如何反应以及你将如

何处理

- ■ I= 邀请（invitation）
  - – 确保患者已做好准备（不要在患者不希望的时候、处于疼痛、镇静或合适的人不在房间里的情况下告知坏消息；"如果我们讨论……是否可以？"）
- ■ K= 知识（knowledge）
  - – 在告知消息前，检查和了解患者已经知道多少以及患者的预期（患者是否知道即将发生的事情；比起完全是意外的事情，告知任务会更容易完成）
  - – 大块信息：按大块告知，并检查患者是否已理解
  - – 避免使用专业术语：即使像"神经刺激"这样的词语也可能超出患者的理解力
- ■ E= 处理情绪（emotion）
  - – 准备好处理情绪，因为其是对坏消息常见的反应，并且是正常人表达失望、挫折或焦虑的方式
  - – 尽量避免立刻对患者的情绪做出反应，或使用"安慰"或承诺一切都会好起
  - – 对患者的情绪做出反应时，使用完全认可患者情绪的共情反应。这将帮助患者恢复并允许他们开始提问"接下来如何？"共情语句的实例包括
    - • "我知道这真的使您陷入了恶性循环"
    - • "我知道您不希望听到这些"
    - • "大多数处在您现在情况的人也会不高兴"
  - – 避免说
    - • "我能感受到您的痛苦"（你不能）
    - • "将会好起来的"（你不知道）
    - • "我理解您的感受"（你不能）
  - – 如果患者迁怒于你或社会，或责备某些人，不要太在意。

患者最可能是感受到无助、害怕或意志消沉

- S= 策略和总结（strategy and summary）
  - 给患者和家属提供方案（注意你所说的多数内容可能都不会被记住）
  - 检查他们的理解情况（"您是否可以告诉我您理解的是什么？"）
  - 交给患者及家属总结信
    - 要点：这种模式还可用于讨论预后、预立医疗指示和临终谈话

其他类型的困难谈话

当患者处于否认期时

- 否认往往是怀疑的暂时形式，并且是对坏消息做出的反应。"我不能相信这会发生在我身上"；"你确定没有弄错？"。这时可能需要使用"带有希望的语句"。"我也希望这不是真的，但很遗憾这是真的"
- 当患者没能正确理解事实或者希望得到不那么糟糕的信息时，可能会出现曲解。"你的意思是仍然有机会会变好？"这也可以通过带有希望的语句进行回答，如"我也希望有这种可能"
- 推迟："我只是现在不想考虑这个问题"是在不知所措的情况下最常用的表达语。在这种情况下，回答"我知道您可能需要更多的时间"是适当的
- 反驳是否认的形式之一，他人的陈述因为不可信而失去价值。其往往伴随着朝向他人的愤怒。"我知道这不可能是真的，我想要问问另一个人"。此外，坏消息背后的情绪需要更多的时间使其沉淀。有时另一个人的意见将会有很大的帮助

困难问题

困难问题在肿瘤患者中常见。关键是要知道在问题背后往往存在的是患者的关注点。

- 提问"我还能活多久？"的患者可能是想问"我是否能够活到我女儿的毕业典礼？"
- 提问"我会不会痛苦？"的患者可能是曾经有看到至亲在没有得到充分疼痛控制的情况下逝去
- 提问"我是否还有希望"的患者可能是想知道他是否应该用他的积蓄购买佛罗里达的公寓

注意

- 在困难问题中，探寻问题的原因总是很有帮助。"我很乐意回答您的问题，但是首先请让我知道何种信息能够帮助您"
- 当患者询问"多久我才能够好转？"时，回答范围而不是特定的时间段总是会有帮助，因为患者之间可能差异很大。如"多数患者在 6 个月好转，而其他患者需要 1 年"
- 这点对提问"我还能够活多久？"的患者也是适用的，所以首先"探寻"，然后再"回答"

推荐阅读

Back A, Arnold R, Tulsky J. Mastering Communications With Seriously Ill Patients. New York, NY: Cambridge University Press; 2009.

Baile WF, Buckman R, Lenzi R, et al. SPIKES—A six-step protocol for delivering bad news: Application to the patient with cancer. Oncologist. 2000; 5:302-311.

Lubinsky MS. Bearing bad news: Dealing with the mimics of denial. Genet Counsel. 1994; 3:5-12.

60 肿瘤患者的残疾和重返工作

Benedict Konzen MD

概述

就业通常是一个代表着迈向成年的仪式。成年人负责支配自己的财务安全、创建自己的职业生涯和形成家庭单位以及相关的固有的照顾的责任。在肿瘤患者，往往有不可预见的和计划外的社会、财务和工作领域的中断。肿瘤可发生于患者一生的任何时候，可能会改变患者的志愿和方向。往往需要花费大量时间进行评定、检查、治疗和处理治疗的后遗症。重返工作问题将有赖于肿瘤的类型和程度、预后及疾病复发的可能性。治疗有不同的类别，每种类别均伴随有不同的副作用。因为预计的虚弱和恢复时间不同，每位患者的治疗时间均是特异性的。当阐述患者是否将要脱离工作一段时间以及是暂时性还是永久性脱离工作时，临床医生必须考虑多个因素。对患者躯体、认知和沟通的要求，以及工作职责是什么？患者是否需要更换职业或工作环境？期望患者能重新学习一项新的工作或职业是否合理？患者在进行新的工作时是否可以不面临新的应激源和（或）不面临直接或间接的歧视？更重要的是，新工作是否可能会使患者或和其一起工作的其他人受伤？雇主是否能够合理的安置患者？当重返工作对患者和雇主可能都是艰巨的任务时，康复医学科医生必须对患者予以支持，并往往需要教导接诊医生、雇主、残疾人组织和联邦政府。

流行病学

- 在美国，肿瘤是导致长期残疾最主要的原因
- 与残疾相关的最常见的肿瘤类型包括：乳腺癌、结肠癌和前

列腺癌

- 2008 年，国立卫生研究院（National Institutes of Health，NIH）估计治疗花费、由于疾病丧失生产力和过早死亡的总体损失为 2 010 亿美元

- UNUM 是最大的残疾保险公司之一，估计其索赔中的 12% 与肿瘤相关

病因

- 肿瘤的医疗护理往往需要多层次的模式，其对患者而言是繁重的负担。恐惧、忧虑和烦恼通常掺杂在一起，使得婚姻关系和家庭 / 朋友关系处于紧张状态。对患者的治疗将会约束财政资源，包括患者自身、医院 / 诊所、保险公司以及各州和联邦政府机构（Medicare、Medicaid）

- 肿瘤往往不能被治愈。肿瘤可以进入缓解期，但是其复发和转移的倾向仍需要密切的随访医疗护理

- 当疾病可以被治愈或进入缓解状态时，患者才可能"首次"显现重返工作的能力。患者希望并且其可能会看似"很好"，但是仍需要考虑下列问题

  - 患者在认知上是否能恢复工作？对执行决策、程序细节、任务排序、沟通流畅和移行记忆进行神经心理学和言语病理学评估非常重要。化疗有许多神经系统作用。许多肿瘤最终可能转移至脑部（如：肺癌、乳腺癌、甲状腺癌、精细胞 / 生殖细胞肿瘤及胃肠道肿瘤）

  - 在治疗实体肿瘤和液体肿瘤的过程中，可能会持续存在疼痛和疲劳症状，这可能会导致功能能力障碍并对雇主和雇员造成安全问题

  - 尽管肿瘤的治疗可能看似成功，治疗可能会引起后遗症 / 损伤

- 乳房切除术和腋窝淋巴结清扫术：可导致淋巴水肿、上肢和肩关节活动度受限，蜂窝织炎易感性增加。由于手术（肋臂间皮神经病）或化疗（紫杉醇、铂剂），患者可能出现神经病变/神经病理性疼痛
- 直肠癌：放疗所致的直肠炎、肛门狭窄和排便困难
- 累及中枢神经系统的肿瘤转移/软脑膜病，可快速导致脑病、癫痫发作、谵妄、截瘫和神经源性肠道/膀胱

康复治疗涉及的问题

▪ 需要深入了解患者的肿瘤情况
▪ 教育非常重要。需要在初始治疗团队、康复医学科医生、物理治疗师、作业治疗师和言语治疗师之间协调信息。报告中的措辞往往存在误导或不准确。没有疾病的证据仅代表在该时间点没有发现疾病的证据，并不一定意味着治愈
▪ 如果计划进行进一步的治疗（化疗或放疗）或手术，应该常规由治疗师进行评定，以提高关节活动度、肌力、步态、平衡、本体感觉和耐力
▪ 如果患者病情稳定（治疗良好，并且患者能够耐受治疗，仅有最小程度的后遗症），可以考虑让患者重返工作。这一过程还要基于患者的耐力。需要很好地控制疼痛和疲劳。理解力、洞察力和任务完成能力必须达到发病前的水平
▪ 康复医学科医生此时应该和治疗师协调治疗计划。患者需要继续在肿瘤科接受治疗时，常规随访评定患者的耐力和功能能力非常重要

注意

▪ 康复医学的目标是使患者最大限度地恢复发病前的功能
▪ 许多肿瘤遵循着惰性发展轨迹。医疗护理往往复杂、耗时、

昂贵。患者可能会经历治疗所致的疲劳、疼痛、认知功能障碍，并且往往损害移动和自我照护能力
- 治疗活动期疾病往往会限制患者重返工作的能力

推荐阅读

Alfano, CM, Ganz PA, Rowland JH, Hahn EE. Cancer survivorship and cancer rehabilitation: Revitalizing the link. J Clin Oncol. 2012; 30:904-906.

Fu, J. The state of cancer rehabilitation. J Palliative Care Med. 2012; 2:1-2.

61 非传统治疗：针灸

Ying Guo MD MS

概述

针灸是将无菌针插入身体传统经络上的针刺穴位，对于肿瘤患者的许多症状是常用且有效的治疗方式。

针灸的机制

▪ 外周和中枢神经系统：针灸增加血浆和脑组织中对自主神经系统起作用的内吗啡肽 –1、β 内啡肽、脑啡肽和 5– 羟色胺水平

▪ 内分泌系统：下丘脑

▪ 情感：边缘系统

▪ 筋膜 / 结缔组织系统：通过基于动力传导的机制，影响炎症和免疫反应

▪ 肌肉系统：治疗触痛点

安全性

▪ 监测不良事件，据估计每 10 000 次治疗有 14 起不良事件

▪ 严重不良事件，据估计每 10 000 次治疗为 0.05 起（5/10^6）

▪ 尚未观察到显著出血的不良事件，即使在严重血小板减少的患者（20×10^9/L 及以下）

▪ 如果满足以下条件，可以进行深部组织针灸（即：深度超过 0.5 cm）

– 中性粒细胞绝对值（absolute neutrophil count，ANC）1 000/μL 及以上

– 血小板计数 50×10^9/L 及以上

– 国际标准化比值为 1.5 或以下

– 患者没有服用抗凝药物

■ 肿瘤患者需要有治疗恶性肿瘤经验的执业医师

使用针灸的循证医学证据

■ 恶心 / 呕吐：国立卫生研究院（National Institutes of Health，NIH）专家共识：对化疗所致的恶心、呕吐有效

■ 使用激素治疗乳腺癌的女性患者肌肉骨骼症状

■ 颈部清扫术后患者的疼痛和口腔干燥，放疗所致的口腔干燥

■ 疲劳

付费

■ 很大程度上为自费，尚未包括在多数保险计划和 Medicare 中

注意

■ PC 6 治疗恶心 / 呕吐

■ LI 4 治疗头痛

■ LR 3 治疗焦虑

■ 可获得针灸软件应用程序定位这些穴位。穴位按压（按压针刺穴位）也可能有用

推荐阅读

Cabyoglu M, Ergene N, Tan U. The mechanism of acupuncture and clinical applications. Int J Neurosci. 2006; 116(2):115-125.

Garcia MK, McQuade J, Haddad R. Systematic review of acupuncture in cancer care: A synthesis of the evidence. J Clin Oncol. 2013 Jan 22 [Epub ahead of print] PMID 23341529.

Lu W, Rosenthal DS. Acupuncture for cancer pain and related symptoms. Curr Pain Headache Rep. 2013; 17(3):321.

Paley C. Acupuncture for the treatment of cancer pain: A systematic review. Response to authors. Support Care Cancer. 2013, Jan 11. [Epub ahead of print] PMID:23306936.

62　非传统治疗：补充、替代和整合医学

Gabriel Lopez MD，Carolina Gutierrez MD，Richard Lee MD

概述

补充替代医学（complementary and alternative medicine，CAM）定义为一组正常情况下未被纳入传统医学的各种医疗卫生保健系统、医疗实践和医疗产品。补充医学指的是与传统医学治疗一起使用的医疗实践。替代医学指的是代替传统医学治疗的医疗实践。整合医学的原理是使用循证医学方式融合传统治疗和非传统治疗实践。

整合肿瘤学

在肿瘤的医疗护理中，考虑患者的心理社会健康和躯体健康，按照综合的、个体化的、循证医学的和安全的方式融合传统治疗和补充治疗。

■ 心理社会健康
  – 应激所致的生理学改变可能会影响肿瘤的发展、治疗和复发
  – 为患者、家属和照顾者提供支持和教育
■ 躯体健康
  – 体重过重和躯体不活动，导致多种肿瘤的发病率增加
  – 改善营养状况和增加躯体活动，可增进肿瘤治疗的结果
  – 适当地将患者转诊至物理治疗和作业治疗，最大限度地增进治疗过程中和治疗后的功能状态

普及程度

■ 美国 40%~70% 的肿瘤患者使用补充替代医学
■ 功能受限的成年患者使用补充替代医学比例更高
■ 乳腺癌患者较其他类型的肿瘤患者更频繁地使用补充替代医学

- 肿瘤晚期患者使用补充替代医学比例更高
- 肿瘤幸存患者比普通人群更可能使用补充替代医学治疗

患者使用补充替代医学的动机

- 改善生活质量和延长生命
- 增强免疫系统
- 减轻症状
- 预防肿瘤复发
- 辅助传统医学治疗
- 家属或朋友推荐

补充替代医学范畴

- 自然产物：
  - 草药、维生素、矿物质、益生菌
- 身心医学：
  - 冥想、瑜伽、针灸、气功、太极
- 手法操作身体实操：
  - 按摩、脊柱推拿（整脊、物理治疗）
- 其他补充替代医学实践：
  - 全身医疗系统（阿育吠陀、中医、自然疗法）
  - 能量疗法（磁疗、Reiki 瑜伽修任法）
  - 运动疗法（Feldenkrais 法）

沟通

- 使用补充替代医学治疗的肿瘤患者中，高达 60% 没有告知其医疗护理团队
- 大多数肿瘤患者对有关使用补充替代医学治疗的讨论持开放态度
- 医生有责任询问患者是否使用补充替代医学治疗，并探讨使

用动机

- 补充替代医学治疗不应该被停用，否则会危害患者和医生之间的关系
- 跨学科方式整合补充替代医学方式最安全有效

草药、维生素或补充剂的安全考虑

- 品质：
  - 没有严格的质量控制，可能出现有害物质污染
- 代谢：
  - 可能会作为诱导剂或抑制剂而干扰药物代谢，降低疗效或增加毒性
    - 黑点叶金丝桃是细胞色素 P450 3A4 的诱导剂
- 器官毒性：
  - 可能有肝毒性或肾毒性
    - 病例报告中绿茶具有肝毒性
- 出血风险：
  - 某些产物可能会影响血小板功能
  - 与抗凝药或抗血小板药物联合使用时，风险增加
  - 外科手术前停用
    - 大蒜提取物、二叶银杏和鱼油可能会增加出血风险

循证补充替代医学方式

- 针灸
  - 适应证
    - 疼痛（即：关节痛、头痛、腰痛）
    - 口腔干燥
    - 热潮红
    - 恶心
    - 神经病变

- 安全性
  - 中性粒细胞减少或血小板减少患者使用时应谨慎
  - 在出现淋巴水肿或存在出现淋巴水肿风险的肢体避免使用
- 按摩
  - 适应证
    - 疼痛
    - 情绪障碍（焦虑或抑郁）
    - 便秘
    - 淋巴水肿（手法淋巴引流）
  - 安全性
    - 鼓励由获得执照的肿瘤按摩治疗师进行操作
    - 调整按摩类型和水平，以获得最大限度的安全性
    - 中性粒细胞减少、血小板减少或血小板功能障碍、近期手术或放疗、肿瘤骨转移患者使用时应谨慎
- 身心
  - 冥想、瑜伽、太极
  - 适应证
    - 减轻压力
    - 情绪障碍（焦虑）
    - 改善生活质量
    - 失眠
  - 安全性
    - 跌倒风险、以运动为基础的治疗（即：瑜伽、太极）所致的损伤
    - 严重焦虑的患者可能无法耐受一对一或小组治疗
- 音乐疗法
  - 适应证
    - 减轻压力

- 情绪障碍
- 生活质量
- 安全性
  - 通常安全，建议由获得执照的音乐治疗师进行操作

注意

- 首诊时询问患者使用补充替代医学的情况，以增强沟通，并获得最大限度的安全性
- 如果不确定补充替代医学方式的安全性及适当的使用，请有经验的补充替代医学专家或整合医学专家加入治疗团队

循证医学资源

天然药物综合数据库 http://www.naturaldatabase.com/

自然标准 http://www.naturalstandard.com/

NCI 肿瘤补充替代医学办公室（Office of Cancer Complementary and Alternative Medicine，OCCAM）http://www.cancer.gov/cam

NIH 国家补充替代医学中心 http://nccam.nih.gov/

德克萨斯大学 MD Anderson 肿瘤中心补充医学／整合医学教育资源

http://www.mdanderson.org/CIMER

推荐阅读

Eheman C, Henley SJ, Ballard-Barbash R, et al. Annual Report to the Nation on the status of cancer 1975–2008, featuring cancers associated with excess weight and lack of sufficient physical activity. Cancer. 2012; 118(9):2338-2366.

Rock CL, Doyle C, Demark-Wahnefried W, et al. Nutrition and physical activity guidelines for cancer survivors. CA Cancer J Clin. 2012; 62:242-274.

63 非传统治疗：按摩

Pamela Austin Sumler LMT NCTMB

概述

肿瘤的按摩治疗由治疗肿瘤的医疗专业人员通过使用安全的按摩改良技术进行，旨在培育患者的身体、心灵和精神（肿瘤按摩学会，2012）。肿瘤按摩治疗师经过专门的培训，使其具备根据患者特定的肿瘤和肿瘤治疗相关需求制定按摩治疗方案的知识和技能。治疗师还要考虑患者的喜好和期望的结果，根据基本的身体接触需求改变按摩和身体操作技术，以改善功能、促进放松和增进健康。

按摩治疗包括超过 80 种不同的治疗技术，并不是均适用于肿瘤患者。在实施这些技术前应进行个体化考虑。其中最常用的技术包括瑞典按摩法、深部组织按摩、按摩椅、运动按摩、触痛点、亚洲按摩法、颅骶按摩法和治疗式抚触。

使用普及程度

- 在处理肿瘤和肿瘤治疗相关症状时，肿瘤按摩的作用日益重要

适应证

肿瘤和肿瘤治疗相关症状包括：
- 疼痛
- 焦虑
- 恶心
- 疲劳

禁忌证

- 血小板计数少于 20×10^9/L

- 横纹肌溶解
- 严重的动脉硬化
- 深部静脉血栓形成（deep venous thrombosis，DVT）症状
- 近期肢体灌注化疗
- 使用抗凝药物、抗血栓药物和溶栓药物
- 化疗所致的皮肤反应
- 发热
- 开放性创伤
- 放射性皮炎
- 骨折风险
- 淋巴水肿风险
- 血小板减少症
- 血栓栓塞

肿瘤按摩治疗

临床需考虑的问题

- 根据肿瘤部位、治疗情况和合并症情况的需要，在治疗过程中应该根据部位、按摩压力和患者的体位调整和改变按摩治疗

肿瘤表象

- 原发肿瘤部位和转移灶累及部位：
  - 软组织
  - 骨骼
  - 生命器官

肿瘤治疗情况

- 化疗：检查血细胞计数，监测感染征象，避开静脉输液管路，按摩前和按摩后注意跌倒预防，监测疲劳情况
- 免疫疗法：监测感染和疲劳征象，避开静脉输液管路，注意预防跌倒

■ 放疗：监测皮肤改变、疲劳情况
■ 干细胞移植：检查血细胞计数，监测感染、皮肤改变、跌倒预防和疲劳情况
■ 手术：避免液体接触到近期手术的部位，监测皮肤改变、感染和疲劳情况，注意预防跌倒

合并疾患情况

■ 抗凝治疗
  – 对使用华法林治疗的患者，应该考虑使用国际标准化比值（international normalized ratio，INR）帮助判定安全的按摩压力
    • INR 为 1.5~2：患者很容易出现瘀伤
    • INR 为 2~3：改变按摩治疗压力至 Walton 分级 1 级至 2 级
    • INR 超过 3.5：改变按摩治疗压力至 Walton 分级 1 级
■ 肿瘤骨转移：在确诊的转移病灶表面避免使用除轻压外的其他手法
■ 可触及的医疗装置：避免使用任何直接压力
■ 蜂窝织炎：受累部位避免使用任何直接压力
■ 深静脉血栓形成和肺栓塞（pulmonary embolism，PE）：
  – 肺栓塞患者，在进行肢体按摩前应该考虑使用上肢和下肢多普勒超声除外深静脉血栓形成
  – 确诊或怀疑深静脉血栓形成的肢体避免进行按摩
■ 糖尿病：注意皮肤情况
■ 心力衰竭：避免大量的体液转移
■ 妊娠：避免直接按压腹部或大量的体液转移

按摩压力

■ 按摩压力的 Walton 分级：按摩压力和软组织身体操作技术 5 级评分

- 1 级：轻推
- 2 级：重推
- 3 级：中等压力
- 4 级：重压力
- 5 级：深部压力

治疗并发症

不良事件罕见，但是仍可能发生。已报道的不良事件包括：

- 骨折
- 瘀伤
- 内出血
- 肝脏血肿
- 深静脉血栓脱落和栓子形成

注意

- 轻触未受累手部或足部通常不存在禁忌证，并可帮助缓解症状。肿瘤患者通常应避免深部组织按摩

推荐阅读

Collinge W, MacDonald G, Walton T. Massage in supportive cancer care. Semin Oncol Nurs. 2012 Feb; 28(1):45-54.

64　预测预后

David Hui MD MSc FRCPC

准确的预测预后

- 影响患者的个人抉择，如财务、功能目标和生活目标
- 影响医疗决策
- 给患者充分的时间与亲朋好友告别
- 尊重患者的自主性
- 指导临床决策，如开始化疗及转诊至临终关怀医院
- 大约 90% 的肿瘤患者愿意知道自己的预后

概述

- 预测预后包括预见（估计生存时间）和预言（坏消息）
  - 预见需要对肿瘤的自然史（分期、治疗选择）、预后因素
    和合并症有良好的理解
    - 临床医生预测的生存时间是对患者生存的直观猜测。尽
      管该方法通常包含多种预后因素，其仍是主观的方法，
      并且临床医生总是过高地估计生存时间
    - 精确估计的生存时间是使用预后因素和预后模型计算的
      预期寿命
  - 预言是在了解患者的理解力和情绪恢复水平情况下，以清
    晰、共情和实事求是的方式向患者传递信息
- 预测预后是一个根据患者不断改变的健康状态而进行纵向评
  估和讨论的过程

常见肿瘤晚期生存中位数

- 肺癌：Ⅲ A 期 14 个月，Ⅲ B 期 10 个月，Ⅳ期 6~8 个月
- 乳腺癌：Ⅳ期 22~24 个月

- 结肠直肠癌：Ⅳ 期 24~28 个月
- 前列腺癌：Ⅳ 期 24~28 个月
- 胰腺癌：Ⅲ 期 8~9 个月，Ⅳ 期 4~6 个月

早期肿瘤预后因素：Ⅰ 期和 Ⅱ 期

- 肿瘤分期
- 肿瘤组织学（即：分级、淋巴管浸润）
- 基因突变和基因表达（如：p53、k-ras）

早期肿瘤预后模型

- 在线辅助网站（www.adjuvantonline.com）可提供帮助，其提供乳腺癌、结肠癌和肺癌经修正多种预后因素和治疗措施后的生存时间数据

晚期肿瘤预后因素：Ⅲ 期、Ⅳ 期或肿瘤复发

- 虚弱（功能能力状态下降）
- 谵妄
- 呼吸困难
- 吞咽困难 – 厌食 – 恶液质
- C 反应蛋白升高
- 白细胞增多
- 淋巴细胞减少症

晚期肿瘤预后模型

- 姑息治疗预测评分（palliative prognostic score，PaP 评分）包括 6 个变量：呼吸困难、厌食、Karnofsky 功能能力状态、临床医生预测的生存时间、白细胞总数和淋巴细胞百分比
- 姑息治疗预测指数包括 5 个变量：姑息治疗作业量表、经口进食、水肿、静息呼吸困难和谵妄

预言

- 环境：和患者坐下谈话、最好有家属在场（获得同意后）
- 理解：探究患者对其疾病的理解情况
- 信息：了解信息如何对患者有帮助
- 知识：提供预后信息。通常应该避免使用具体的数字（如：6个月），而是应该使用一般术语，如"几天""几周""几个月""几年""几十年"
- 情绪：共情的解释可能有帮助
- 策略：关于预后的讨论往往会自然而然地联系到预定医疗护理计划和有关临终关怀医院的讨论。在非自暴自弃的情况下进行沟通非常重要，提供适当的随访和转诊（如：社会工作、心理咨询）非常重要

何时共享预后信息

- 当患者（或其家属）询问"我还能活多久？"时
- 在首次肿瘤科会诊时
- 当预期生存时间可能仅有数月时
- 当患者的病情经历重大变化，需要修正预后时
- 当需要做出重大临床决策（如姑息性化疗和临终关怀医院转诊）时

注意

- 多项研究表明，患者不会因听取其预后信息而降低希望水平
- 在分享预后信息时，避免给予确切的数字（最终日期）很重要
- 随着患者病情逐渐加重，其对预后信息的渴望降低，而家属对信息的需求增加
- 如果患者拒绝听取预后信息，请求允许与其陪护人员讨论信息非常重要，可帮助医疗护理计划的制定

推荐阅读

Clayton JM, Butow PN, Arnold RM, Tattersall MH. Fostering coping and nurturing hope when discussing the future with terminally ill cancer patients and their caregivers. Cancer. 2005; 103(9):1965-1975.

Glare PA, Sinclair CT. Palliative medicine review: Prognostication. J Palliat Med. 2008; 11(1):84-103.

Hui D, Kilgore K, Nguyen L, et al. The accuracy of probabilistic versus temporal clinician prediction of survival for patients with advanced cancer: A preliminary report. Oncologist. 2011; 16(11):1642-1648.

Maltoni M, Caraceni A, Brunelli C, et al. Prognostic factors in advanced cancer patients: Evidence-based clinical recommendations - a study by the Steering Committee of the European Association for Palliative Care. J Clin Oncol. 2005; 23(25):6240-6248.

Stone PC, Lund S. Predicting prognosis in patients with advanced cancer. Ann Oncol. 2007; 18(6):971-976.

65 康复牧师

J. Anthony Leachman MA BCC

康复治疗患者及其家属的牧师关怀路径

肿瘤患者成功进行康复治疗，往往需要充分满足其对牧师关怀和情绪的需求。医护人员可以有许多原因将患者转诊至牧师处进行评定和干预（表 65.1）。

启动牧师转诊路径

- 触发点 1
  - 近期确诊肿瘤或症状加重
  - 需要回到基层医疗服务（例如：返回白血病医疗服务，治疗感染 / 发热）
  - 患者和（或）家属仍然不堪重负、愤怒、恐惧、哭泣
- 触发点 2
  - 由于总想着肿瘤诊断或与肿瘤治疗相关的身体改变，患者似乎陷入困境或不能调动情绪
  - 在现有的环境下缺乏动机或发现生命意义的能力
  - 不依从治疗
  - 情感贫乏
  - 亲朋好友报告患者正在"放弃"
  - 向家属做出如下表示"看着我，为什么你们 / 我们要让他们进行手术、治疗？"
- 触发点 3
  - 明显的叙事需要，是一种讲述患者与肿瘤相关心路历程的需要、一种将事情讲出来的需要、一种让人表现出理解患者和（或）家属的经历及其相关感受的需要

表65.1　肿瘤牧师问题、干预措施和预期结果

可能的精神和（或）情绪问题	牧师可能采取的行动/干预措施	预期的结果
• 对破坏的忧虑 　- 对工作或关系的破坏：肿瘤往往表明职业生涯的终结或将改变工作表现的方式 　- 对失去原有生活有关的悲痛 　- 新的使命感（可能处于迷茫——引证悲伤模式） • 对不适的忧虑 　- 特别在慢性相关疼痛经历的患者： 　"为什么上帝不直接带走他/她/我？" • 对缺陷的忧虑 　- 对肿瘤相关的身体形象的忧虑：瘢痕形成、开放性创伤、畸形、截肢 • 对残疾的忧虑 　- 与肿瘤相关的功能和独立性丧失 • 确定肿瘤后对死亡的忧虑 　- 诊断与绝望有关康复治疗需求相关的问题、履行义务相关的问题（erikson） 　- 与肿瘤治疗和（或）康复进程成功相关的天赐神恩感	• 叙事牧师：帮助及其对患者的意义，以及经历及其家属的经历相关的经历/感受，近期与肿瘤进程相关的经历/感受 • 确认患者及其家属的经历和感受 • 帮助表达悲伤 • 提供共情，牧师关怀和支持的态度 • 沉默和支持的态度 • 帮助表达愤怒、混乱和挫折感 • 探讨自然神学，神的眷顾和生命意义相关问题 • 鼓励家庭、文化和（或）教会予以支持 • 鼓励自我照护 • 讨论恢复力指标 • 帮助进行符合患者情绪和精神需求的圣事和宗教仪式 • 护荐和支持的态度 • 庆祝积极的结果和（或）与患者及家属回顾回家的机会	• 患者将有宣泄的机会 • 患者将能够用言语表达与破坏相关的忧虑和恐惧 • 患者将能说出自己的优点和资源，帮助进行应对 • 患者将能够表达社区和（或）家庭带来的的社会连接/支持感 • 患者将能够表达愤怒/受伤 • 患者将着手构建有希望的未来故事 • 患者将能够谈论给予子希望的经历和信念 • 患者能够用言语表达对身体形象的自我形象和个人诚信，并过渡到新的自我发现精神资源 • 患者能够讨论和发现新的生命的意义 • 患者能够探寻在经历中所发现感的生命的意义 • 患者将能讨论死亡的意义 • 患者将能够有机会对感恩祥告感激之情 • 患者及其家属将能够有机会以对其意义的方式表达对感恩祥告感谢

- 需要进行与肿瘤体验相关的宣泄
■ 触发点 4
- 年龄 65 岁以上的群体（普遍需要社会连接感，并分享生活经历）
- 65 岁以上女性同样渴望自我超越感
- 对已成为家庭主导的非洲裔美国女性，信仰将其与尊长的传统相连接，并且可让其使用个人优势应对包括肿瘤在内的困难 / 挑战

肿瘤患者和非肿瘤患者和（或）家属进行牧师关怀转诊的一般触发点

■ 焦虑 / 恐惧 / 应对无效
- 主观表现
  • 主诉感觉悲哀、忧愁或恐惧
- 客观表现
  • 患者孤独、情感贫乏、集中精神能力差、很少或完全没有人来访
■ 情绪 / 精神痛苦
- 主观表现
  • "我开始怀疑上帝"
  • "为什么上帝会让这一切发生？"
- 客观表现
  • 很少或完全没有人来访，经常流泪
■ 诊断 / 预后 / 病情出现重大变化
■ 精神 / 宗教需要（圣餐、祈祷等）
- 主观表现
  • 恳求牧师、教士或神父
  • 恳求祈祷

- 不同的精神／文化需要
  - 主观表现
    - 要求特定类型的食物（即：犹太教洁食）是一种认为宗教或文化，可能具有重要意义的见解
  - 客观表现
    - 房间中的宗教意义标志，如可兰经、圣经、十字架
- 临终忧虑
  - 主观表现
    - 患者表达悲伤、否认、愤怒、迷茫、抑郁感
  - 客观表现
    - 患者经常流泪或哭泣，对医护人员吼叫或不顺从，孤独或表现抑郁症状
- 伦理问题
  - 主观表现
    - 言语表达的与疾病结果或疾病治疗决策相关的遗憾感
  - 客观表现
    - 随着疾病的进展，医生有必要与家属讨论是否需要考虑不进行心肺复苏（do-not-resuscitate，DNR）的医嘱和（或）是否需要撤销更积极的或有治疗效力的治疗方式

致谢

- 我们要感谢 Susan Nance, ACPE ThM，她基于 Sue Wintz 关于心灵路径的文件制定了本路径的模板，并在 Memorial Hermann 医院使用和验证了牧师关怀路径的效果
- 我们要感谢 Brent Peery, D. Minn, BCC，他开发了 Memorial Hermann 医院的牧师关怀图表模型，并且关注基于结果的牧师关怀，同样对本文有贡献

推荐阅读

Bean KB, Wagner K. Self-transcendence, illness distress, and quality of life among liver transplant recipients. J Theory Construction and Testing. 2006; 10(2).

Billman, KD, Migliore DL. Rachel's Cry. Eugene, OR: Wipf & Stock Publishers; 1999. (The authors make reference to the "womanist" as the African American woman who was the leader in her home, her example of strength and its source.)

Boswell B, Hamer M, Knight S, et al. Dance of disability and spirituality. J Rehab, 2007; 73(4):33-40.

Carpenito LJ. Nursing Diagnosis—Application and Clinical Practice. 2nd ed. Philadelphia: J.B. Lippincott Company; 1987.

Erikson, EH. Identity and the Life Cycle. New York, NY: W. W. Norton; 1980.

Frankl, VE. Man's Search for Meaning. Boston, MA: Beacon Press; 2006.

The Joanna Briggs Institute. The Joanna Briggs Institute for Best Practice Information Sheet: The psychosocial and spiritual experiences of elderly individuals recovering from a stroke. Nurs Health Sci. 2010; 12:515-518

Lester AD. Hope in Pastoral Care and Counseling. Louisville, KY: Westminster John Knox Press; 1995.

Lewis JM. Pastoral Assessment in Hospital Ministry, AConversational Approach. Chaplaincy Today, 2002; 18(2).Chaplain Lewis' assessment outline seems particularly useful in rehab patients. I changed the word "crisis" to "concern" due to colleagues having difficulty with the use of "crisis" with the absence of significant emotional responses.

Nance S, Ramsey K, Leachman JA. Chaplaincy care pathways and clinical pastoral education. J Pastoral Care Counsel. 2009; July.

Waldron-Perrine B, Rapport L, Hanks R, et al. Religion and spirituality in rehabilitation outcomes among individuals with traumatic brain injury. Rehab Psychol. 2011; 56(2):107-116.

White B, Driver S, Warren AM. Resilience and indicators of adjustment during rehabilitation from a spinal cord injury. Rehab Psychol, 2010 February; 55(1):23-32.

Wintz S. Spiritual pathways in the nursery ICU. Oates 2003; 6.

66 临终康复治疗

Ki Y. Shin MD

姑息医学

- 肿瘤晚期疾病呈进行性发展，并且预后有限。对这些患者进行医疗护理的重点是改善生活质量和减轻痛苦

世界卫生组织肿瘤疼痛和姑息治疗报告

- 姑息治疗的基本原则
  - 肯定生命和与之相关的死亡是一个正常的过程
  - 死亡既不会加速，也不会推迟
  - 提供疼痛和其他痛苦症状的缓解
  - 整合患者医疗护理的心理方面和精神方面
  - 提供支持系统，帮助患者尽可能积极的生活，直至死亡
  - 提供支持系统，帮助患者家属在患者患病过程中和丧亲痛苦过程中得以应对

康复医学和姑息治疗的相似性

- 两者的目标都是支持提高生活质量和缓解不适
- 干预措施的框架类似，均是由多学科团队共同工作，以充分的对患者进行评定和治疗
- 重点不一定放在疾病的进程，而是放在患者的躯体症状和功能受限以及如何改善或减轻躯体症状和功能受限
- 将患者家属包括在患者的医疗护理之中，并且提供家庭支持和教育非常重要

康复医学和姑息治疗的差异

- 姑息治疗的重点是症状控制。临终康复治疗将重点放在通过

功能活动维持生活质量

设定适当目标的重要性

▪ 改善功能和保留患者的自主性和安全，仍然是康复的目标

▪ 在病情和功能下降的情况下，需要让患者及其家属知晓疾病状态和预后

▪ 正如 Cheville 提醒我们的："对每一个肿瘤患者，治疗目标的人道性和伦理性会是与众不同的吗？它们是否反映了患者的意愿？"

▪ 在患者所剩生存时间和精力有限的紧迫情况下，为了使患者得到最大的获益，让患者积极参与康复目标的设定非常重要。"您想要能够做什么？为什么？"

康复治疗干预措施

▪ 转移、轮椅和步态训练

▪ 日常生活活动（activities of daily living，ADLs）训练

▪ 体位摆放和压力缓解技术

▪ 呼吸物理治疗

▪ 吞咽评定和练习，改善吞咽困难

▪ 水肿处理

▪ 物理因子治疗疼痛

▪ 支具和夹板，缓解疼痛和辅助移动

▪ 陪护人员培训

陪护人员问题

▪ 忧虑

　－ 害怕在移动患者时使患者躯体受伤

　－ 害怕在移动或转移患者时使自己受伤

　－ 不清楚推动患者的困难程度

- 在转移训练和体位摆放中教育患者家属，可减少提供护理的压力感，也可以减少患者认为自己是负担的忧虑

抑郁

- 当积极的康复治疗结束时，往往会丧失希望
- 可能会限制对治疗的参与
- 药物治疗和会诊可提供帮助
- 可使用精神兴奋药（如哌甲酯），增加患者的警醒程度，帮助患者积极参与治疗

安置规划

- 随着患者病情的进展，功能可能会显著下降，在家中可能无法获得医疗护理所需要的资源
- 在适当的情况下，康复团队可帮助提供建议，将患者安置于辅助生活机构、高级护理机构、养老院或临终关怀医院

症状控制

- 一旦安全的出院安置得以解决，症状控制将成为临终康复治疗的主要内容
- 如果可能，需要在姑息治疗专业人员的帮助下使用药物治疗给患者造成痛苦的症状，包括：疼痛、呼吸困难、躁动、谵妄和呼吸道分泌物

注意

- 姑息治疗和康复医学在目标和方式方面均有相似性
- 临终康复治疗在患者及其家属的紧迫感和认识方面可能与恢复性康复治疗一样重要
- 患者、患者家属、康复治疗团队和肿瘤治疗团队制定恰当的目标，可促进向姑息治疗的过渡。保持患者、患者家属和医

疗团队之间的密切沟通，是实现这一目的的最佳途径

推荐阅读

Cheville A. Rehabilitation of patients with advanced cancer. Cancer. 2001; 92:1039-1048.

Mackey KC, Sparling JW. Experiences of older women with cancer receiving hospice care: Significance for physical therapy. Phys Ther. 2000; 80:459-468.

Yoshioka H. Rehabilitation for the terminal cancer patient. Am J Phys Med Rehabil. 1994; 73:199-206.

索 引